はじめに

この本は、元来「医師もこっそり飲んでいる漢方薬の仰天効果」というタイトルで書いていました。

しかし、今の状況下では、漢方が新型コロナ感染症対策にとって、十分有効であるという情報を、いち早く国民の皆様にお知らせしなければならないという使命感で溢れています。

そこで、急遽タイトルを変えて、新型コロナ感染症を中心に、前述の本の内容を書き直しました。

特に第2波、第3波のパンデミックの防衛には、家庭内感染の防御が重要で、漢方薬がその重要なキーワードとなります。

家族から会社へ、家族から学校へ、またはその逆もあります。ですから家庭内感染者を増やさなければ、パンデミックになる危険性は随分と減ります。

もう一つの目的は、自分はもとより、大切な家族を失うことで、私達がトラウマ的な衝撃を経験しないようにすることです。

自分はコロナが怖くなくても、もし自分が感染して、高齢の親にコロナをうつしたら、あるいは糖尿病やガンなどの免疫力が低下した夫や妻にうつしたらと、誰もが恐怖を感じているに違いありません。

実際に家族が一度感染すれば、看病するどころか面会すらできなくなるでしょう。昨日まで食卓で会話していた夫が、次に再会するときはお棺の中ということも、パンデミックになっている諸外国では珍しいことではありません。家庭内感染は何としても防がなくてはなりません。

中国では、武漢を中心として、新型コロナのパンデミックが始まりましたが、一番に収束しました。中医薬医院が、国民に漢方薬を飲むように推奨したからです。

現在、米中などの国家間対立がありますが、大切なことは人類がこのコロナ禍を一刻も早く克服し、世界経済を回復させアフターコロナ&ウィズコロナに伴う、貧困や経済不況による様々なメンタル疾患を克服することも大切です。

西洋医学が良い、東洋医学が良いということではなく、新型コロナ及びこれから出てくる様々な疫病のパンデミックに対して、東西の医学を結集するべきでしょう。

パンデミックを防ぐには、その仲介となる家庭内感染を防ぐことが最も重要です。そのためには家族一人一人の体質に応じた漢方療法を行うことが大切です。

現在、漢方薬を使用している医師は8割以上いますが、ほとんどが病名投与(病気の名前で処方を決める西洋薬の投与方法)で、本来の漢方薬の使用方法とは随分かけ離れています。それは、漢方療法に対する国民の信頼を失う結果となっています。

東洋医学自体は、未病を治す予防医学が中心であり、元来自力治療の側面が強くあります。

したがって、是非皆さんに、今後われわれを襲ってくる疫病に対して、医療だけに頼るのではなく、皆さん自身が効果的な漢方治療を学び、また実践して頂きたいと思います。

自らの命と健康、また大事な家族の命と幸福のために、本書を役立てて頂きたいというのが私の強い思いです。

目次

序章　津波、もう一つの医療崩壊

まだ、新型コロナ感染症が始まる前の話です。あるテレビ放送の特集で、都市部における心療内科クリニックの受診予約が多いため、新規の予約が3ヶ月以上先になるとのことでした。

しかも、1日50人以上の患者を毎日診ているという内容でした。片田舎にある私のクリニックでは、患者数がせいぜい1日20人ほどで、30人以上来たら「今日は多かったな〜」という感じでした。

心療内科の患者を診るには時間がかかるため、1日30人ほどが妥当な感じです。完全予約制のところは、1日20人ほどのところもあります。

ですから、その医師が1日50人以上診ていると聞いて、私は驚き「それじゃまるで薬漬けだな」と半分嘲笑した気持ちになりました。精神療法が中心の私にはとても考えられないことでした。

たとえば、患者さん1人10分かけて診たとしても、1日40人が精一杯でしょう。それに新規の患者が来れば、今までの話を聞いたり、心理テストの結果を見たりで、一人４０分くらいの時間が必要です。

薬を使えばすぐに良くなりますが、基本的には精神療法も行わないと、いつかまた再発してしまいます。うつ病の１年以内の再発率は４０％もあります。

薬ですぐに楽にはなっても、それだけでは幸せにはならないというのが、私の考え方の基本姿勢です。テレビ取材での心療内科医の話の内容は、私には大都市部の遠い世界の話のようでした。

ところが、２０２０年１月１６日に、中国武漢に渡航暦のある男性が新型コロナウイルスに感染。そして、２０２０年３月１３日には、全国的に急速な蔓延が生じ、国民の健康と生活や経済に甚大な打撃を与える恐れがあるとされ、緊急事態宣言発令となりました。

日本人は、海外の様子に恐れおののいていましたが、やがて日本でも流行し、日本経済が大きな打撃を受けてきました。

当初、この経済不況は、患者の精神状態をすぐに悪化させるだろうと思いました。しかし、まだ近い未来に来る困難な状況が、患者には実感としてはありませんでした。

しかしながら、3ヵ月後くらいに一気にコロナ関連のメンタル疾患が増加してきました。コロナ解雇も生じ始め、うつ病も重症化してきました。

新規の患者がない日もあった田舎のクリニックでも、新規患者の予約日が先へ先へと伸びていきました。

診察の結果「病が重く、ここでは診れません」と患者に言うと、「これだけ待ったのに今更なんですか！」と、本人や家族にお叱りを受けることもありました。

新規患者が多くなるのもコロナの影響ですが、再来が増えるのもコロナの影響です。半年ぶりに来たとか、1年ぶりに来た人もコロナの直接的または間接的な影響です。

ある日の夕方、診察終了時間が来たのに、多くの患者が途切れずに続いていました。看護師の「津波が来た！津波が来た」との独り言に、何て変なことを言っているのだろうと思っていました。

看護師から「先生あと10人以上来ていますから急いで下さい」と言われ驚きました。

入室患者の挨拶が皆「先生こんばんは」という言葉に変わりました。まさに異様な状態になってきました。

また一方、産業医をしている企業先のストレスチェック後の面談で、面接者に「心療内科受診を是非して下さい」と言うと、「3、4ヶ所電話しましたが、新規の患者は診ていませんと言われました」とのことでした。

私は、「それでは遠いですが、私の所に受診してもいいですよ」と言うべきだったかもしれませんが、予約して長く待っている間に重症化し、大きなトラブルになっても困ると思い、面談結果の提出書類に、「要心療内科受診」とだけ書きました。

医療崩壊は、救急病院だけでなく、すでに心療内科も医療崩壊しつつあります。

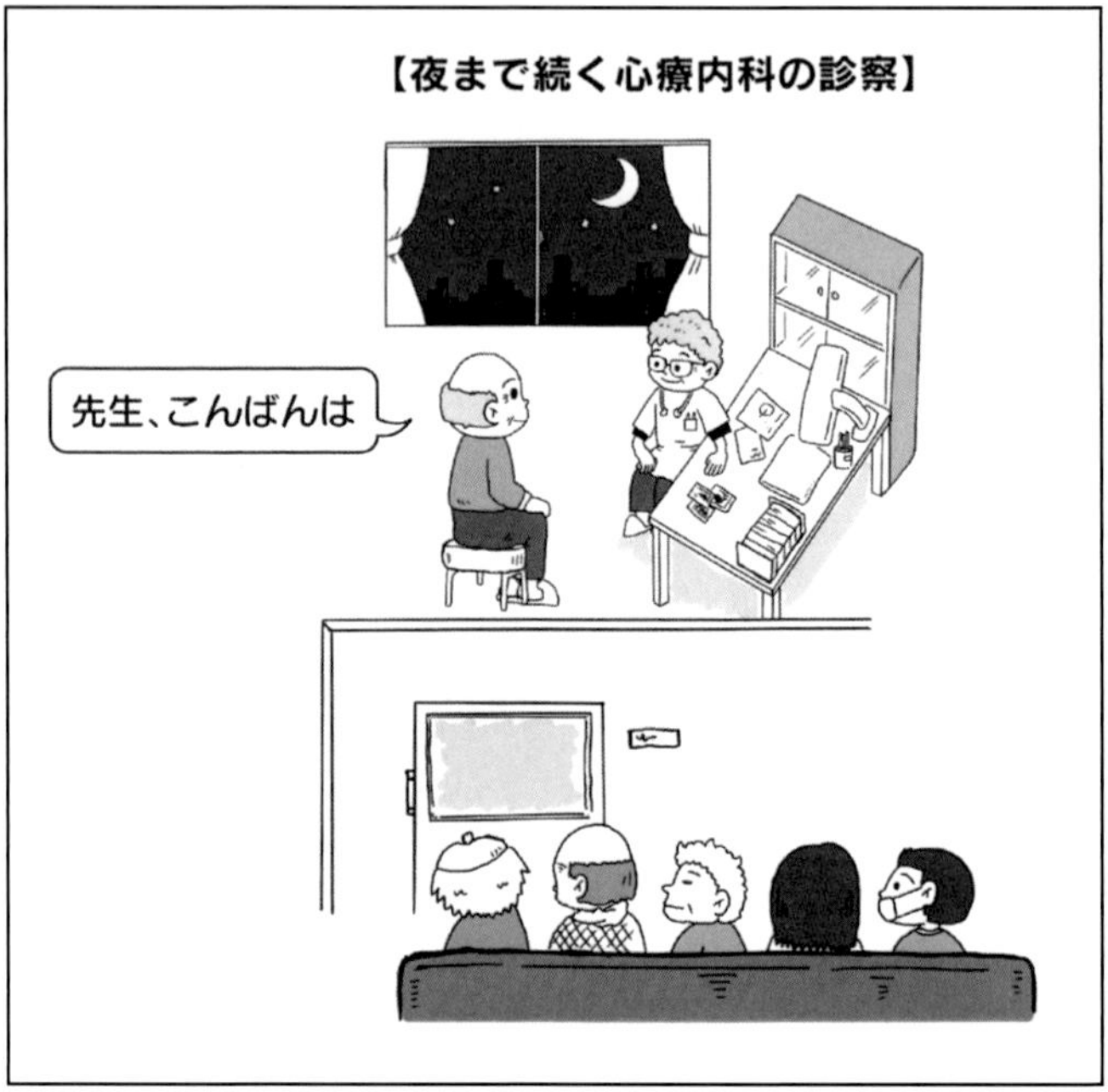

本来この本は、新型コロナウイルス感染症の家庭内感染による家族崩壊、パンデミックの主軸となる家庭内感染を防ぐための本です。

しかし、序章で述べたような日本人の精神状況では、それにもまた漢方治療が家族を守る重要手段として、究めて有効だと思い、前半に漢方医学中心に、後半にコロナメンタル中心の原稿を漢方の治療も交えて書くことにしました。

第1章　漢方医学は昔も今も弾圧されている
―出世できなくなる漢方医―

私が、大学で研修医として働いていた頃、医局で漢方薬の話をしていると、先輩に「お前、大学で漢方の話をしていると、大学に居られなくなるぞ！」と言われてしまいました。

あるいは、「出世できないぞ！」だったかもしれませんが、いずれにせよ漢方医学に関しては、ほとんどの医療従事者において、昔から大体この程度の東洋医学に対する認識状態でした。

最近でも、漢方薬ではありませんが、マダガスカルの大統領アンドリー・ニリーナ・ラジョエリナ（Andry Nirina Rajoelina）氏は、２０２０年5月１１日、新型コロナウイルス感染症（以後 COVID-19 と表現）の治療薬として薬草茶が有効と断言しました。

大統領が、新型コロナの感染症にヨモギが効く、死亡者がいなくなると国民に推奨していると、「臨床試験が実施されていない」とＷＨＯ（世界保健機関）に避難されました。

　そこで、大統領はアフリカの伝統薬をバカにしていると怒って、ＷＨＯを脱退すると言い始めました。

　マダガスカルのヨモギがどんなヨモギなのか分かりませんが、日本でも、ヨモギは保温、造血、発汗デトックス作用があります。

　また、お灸の原料のもぐさであり、ヨモギ餅としても日本人には馴染みの深い野草です。また近年ではアトピーなどのアレルギー疾患に利用されています。

　しかし、恐らく皆さんの思っているヨモギと、薬効のあるヨモギとの違いはほとんどの方が知らないと思います。(図1)はカワラヨモギといって、

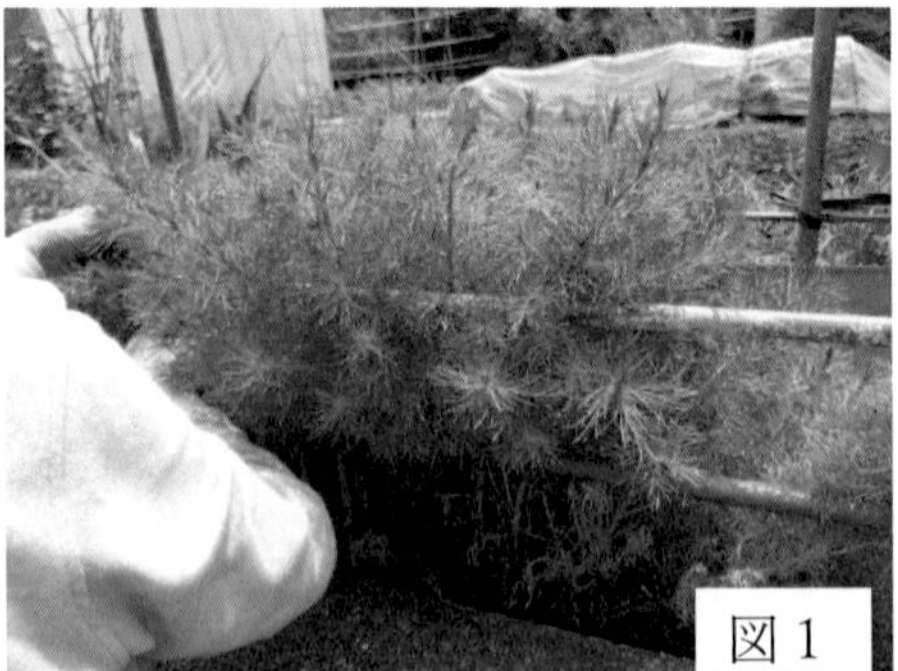
図1

漢方でいう茵蔯蒿（いんちんこう）のことです。種も使うとC型肝炎に良いようですが、すでに、肝硬変などに使う茵蔯蒿湯（いんちんこうとう）という漢方薬があります(図2)。

中国では、より薬効が強いといわれている、穂先が綿のようになる綿茵蔯を使うことが多いですが(図3)、いずれにせよ世界中で色々なヨモギが使われており、表紙にも載せましたように、コロナ感染症の予防には期待できる生薬です。

多くの先進国においては、ワクチンや抗生物質以外は非合理的な医学なのです。しかし、今そこに死にかけている患者にとっては、臨床試験を待つには、あまりにも時間がありません。

また、医療の世界は、激しい利権が絡んでいるの

ツムラ
インチンコウトウ
茵蔯蒿湯
2.5g
135
図2

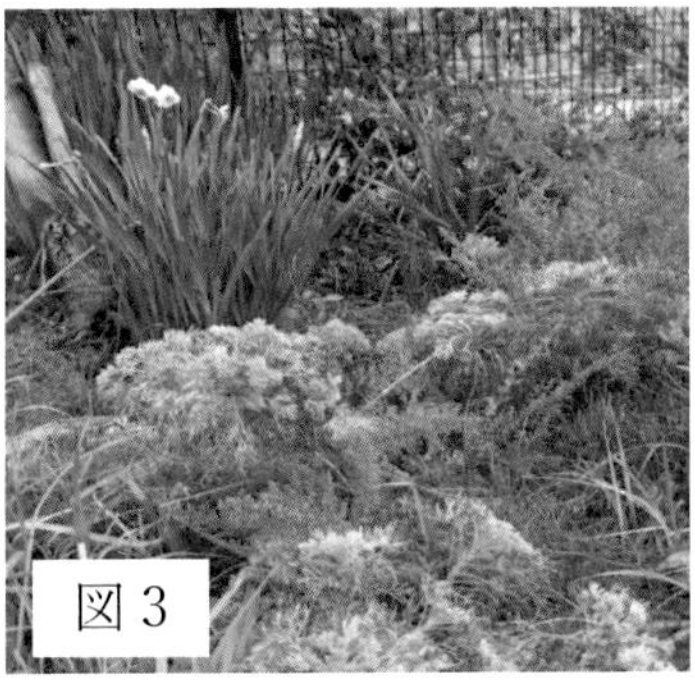
図3

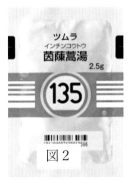

で、大事な自分の命をそんな火中に置くわけには行きません。

日本も先進国の一つです。この遠い国のアフリカの話が、他人事と私には思えません。日本における漢方治療においても、毎年の薬価改訂時に「漢方薬を保険診療から外す」という動きがあります。

私たち漢方専門医は、その度に署名活動をしていますが、とんでもない事が起こるのがこの世の中です。

本書を読んで頂き、国民の一人でも多く、漢方療法の直接的理解者が得られることも、私の大きな目的の一つなのです。

利権がらみが中心となり、国民の健康や生命がないがしろにされて良いものではありません。

第2章　漢方療法は逆輸入となる

―日本で漢方を学ぶ留学生たち―

しかしながら、最近画期的なことが起こりました。国際的な疾病分類として有名なＩＣＤ－１１（国際疾病分類第１１版）に、ＷＨＯが、日本の漢方医学を含む伝統医学の章を新設することを発表したのです。１９９０年以来３０年ぶりの大変化です。

実際にヨーロッパでは、日本では荒唐無稽な医学とされているホメオパシーが盛んであり、アメリカでは鍼灸やマッサージの中医（中国医学）が盛んに行われています。

日本では、中国医学とは別に、日本漢方というのが基本となっています。しかし、日本では漢方療法は西洋医学の補完代替療法として扱われています。

それでも、漢方がそのような使われ方をされるだけでも良い方かも知れませんが、そのうち欧米の方が漢方療法が盛んになり、逆輸入で日本人の漢方への関心が高まるかもしれません。

近年の欧米の漢方医学に対する関心は年々大きくなっています。米国には国立代替医療センター（National Center for Complementary and Alternative

Medicine; NCCAM）というのがすでにできていて、毎年予算として1億2千万ドル使われています。

現在、欧米から漢方医学を学ぶため多くの学生が留学している大学もあります。やがては彼らが欧米で、この日本独自の漢方医学を広め、その流れは日本に逆流して来るに違いありません。

第3章　コロナ感染症の合併症には漢方薬が一番

今回の本は、目次は先に書かないことにしています。コロナ感染症のテンポが速いので書いているうちに、知るべきこと行うべきことが変わってくるからです。なるべくコロナの動きの先を読みながら、書いて行くべきだと思っています。

何と言っても今回のCOVID-19の最も恐ろしいのは、合併症とそれによる重症化です。代表的な合併症は急性呼吸窮迫症候群（Acute Respiratory Distress

Syndrome：ARDS）です。

これは皆さんがすでにテレビなどの報道で見ており、その怖さは十分理解していると思います。有名芸能人や著名な人たちが、すでに多数亡くなっています。彼らは漢方薬を使っていたのでしょうか。

この他にも急性腎不全、心筋炎、心膜炎、播種性血管内凝固症候群（ＤＩＣ）などがあります。血管に血栓が出来たため、心筋梗塞や脳梗塞になったり、足を切り落とさなければならなくなったりする人もいます。

これらの合併症を防ぐには、漢方薬の早期服用が一番です。日本漢方はもともと、そのためにできたといっても過言ではありません。

第4章　サイトカインストームとは

分かりやすく言えば炎症の暴走のことです。本来、ウイルスが身体に入ると身体の免疫が反応してウイルスを攻撃します。しかしながら、一方的に攻撃するわけではありません。

サイトカインは、白血球が出す小さなタンパク質です。サイトカインにはインターフェロン、インターロイキン、ケモカイン、リンフォカイン等色々あります。

これらのサイトカインが免疫系の伝令となり、他の免疫細胞を増やしたり抑制したりして、効率良く外敵をやっつけて行くのです。

たとえば、花火のようなのろしを合図に戦いが始まるとすると、戦いの状況によっては、「A小隊参加せよ！」というのろしが上がります。それから「B・C中隊出動！」「D小隊は退去せよ！」などののろしが上がります。

このように戦いを効率よく進め、人体の組織の損傷が少ないようにして、攻撃が終了して戦いが終わります。誰を攻撃し誰を守るかは情報が大切で、サイトカインがその役割をしています。

もし、この情報であるのろしが、一斉に上がってしまうとすると、戦場は大混乱となり、その場としての人体の臓器や組織が崩壊してしまい、多臓器不全などになってしまう訳です。

このように、サイトカインの役割である免疫反応の情報が混乱してしまうことを、サイトカインストーム（免疫の嵐、もしくは免疫暴走）といいます。

第5章　日本漢方は元々サイトカインストームを意識して成立した

鍼灸や気功、太極拳などの中医すなわち「中国医学」に対して、漢方は「日本漢方」として5世紀から6世紀くらいに、中国から持ち込まれた生薬処方を参考にして成立しました。

日本漢方は、日本の風土に合わせ、独自に成り立った日本の伝統医学です。日本漢方と中国医学の違いを(表1)にまとめました。

その医学の原点は、「傷寒論（しょうかんろん）」に有ります。傷寒論というのは、急性で発熱性の感染症の病状の変化とその治療について述べたものです。

これに対し、「金匱要略（きんきようりゃく）」は疾病ごとに、その病理学と治療方法とを述べたものです。傷寒論と金匱要略との簡単な違いを（表2）にまとめました。

しかしながら、古代の日本はガンや成人病などでの死亡は少なく、栄養状態や冷えを防げず、疫病などの感染症で死亡することが多かったのです。そこで傷寒論というのが、日本漢方の中心理論に本来はなっているのです。

表1　中国医学と日本漢方の違い

中国医学	日本漢方
○ 中国医学は陰陽五行などの理論の影響が大きい	○ 日本 の民間医学も含む
○ 鍼灸、漢方、気功、マッサージ、薬膳からなる	○ 日本独自の漢方(傷寒論が基)
○ 望・聞・問・切の四診からなる随証治療(虚実、寒熱、表裏、気血水)	○ オランダ医学を蘭方と呼んでいたので中国からの医学ということで漢方と表現された
	○ 主に腹症より考え処方される

表2　古代の薬学書

金匱要略(きんきようりゃく)	傷寒論(しょうかんろん)
○ 張仲景(ちょうちゅうけい)の傷寒論の中で傷寒以外の雑病をまとめたもの	○ 張中景編纂した医学書(3世紀)
○ 傷寒論の感染症と異なり、主に慢性疾患で内科の病気、精神科、婦人病などについてまとめたもの	○ 主に伝染病や感染症を取り扱ったもの
○ 駆瘀血剤の桂枝茯苓丸や腎虚の八味地黄丸などの疾病別の解説及び処方が多い	○ 腸チフスやコレラ(急性寒性感染症)や急性熱性感染症
○ 傷寒論と異なり中国の陰陽五行の思想が盛り込まれている。相生(そうせい)、相剋(そうこく)の五行の病理概念が大きい	○ 六病位など感染の経過について詳しく述べられている
	○ 金匱要略(疾病別の治療)の基となる

第6章　中国で新型コロナ感染症に既に効果が実証された清肺排毒湯（せいはいはいどくとう）

中国政府は、COVID-19に対して、清肺排毒湯を積極的に患者に使うよう現場に指導しました。

実際の成績として、断片的な結果調査ですが、COVID-19患者700名以上の症例に清肺排毒湯投与し、最終的な詳細は分かりませんが、高い改善率でした。中国の医療従事者も国民もコロナ感染に清肺排毒湯を使うことに、違和感はなかったようです。

感染症の中医薬については、後漢後期（中国2世紀）の伝染病などの感染症について詳しく書かれた傷寒論に記載されています。

清肺排毒湯は、日本では麻杏甘石湯（まきょうかんせきとう）、小柴胡湯加桔梗石膏（しょうさいことうかきょうせっこう）、胃苓湯（いれいとう）などから似たものが作ることができます。武漢で患者の80％に投薬され、コロナ感染の終息に早々と成功しています。

中国国家衛生委員会が、清肺排毒湯の使用推奨の通達を全国に発令しましたが、これには杏仁（きょうにん）、麻黄（まおう）、生石膏（しょうせっこう）、生姜(しょうきょう)、猪苓（ちょれい）、白朮（びゃくじゅつ）、茯苓（ぶくりょう）、山薬（さんやく）、枳実（きじつ）、黄芩（おうごん）、陳皮（ちんぴ）、沢瀉（たくしゃ）、細辛（さいしん）、桂枝（けいし）、柴胡（さいこ）等色々入っています。日本でもなじみのある生薬がたくさんあります。

ただ、先に述べたように、日本における漢方は中医薬ではなく、日本人の体質に応じて作られた日本漢方ですから、清肺排毒湯をそのまま使うということが、単純にベストとは限りません。

しかしながら、COVID-19に対して抗ウイルス剤やワクチンがない状態においては、日本漢方は是非考慮されるべき治療法なのです。

この本が出版される頃には、すでにワクチンや抗ウイルス剤が開発されているかもしれませんが、COVID-19は変異が激しく、ワクチンや抗ウイルス剤にも耐性がすぐにできてしまいます。

また、感染予防や重篤な合併症、後遺症の軽減などについて、いずれにしても漢方薬を使用することは重要なのです。

第7章　マスクと中医薬は習氏の一帯一路の国家戦略

まず、ここで繰り返しになるかもしれませんが、中医薬は中国の紀元前からの漢方で、日本漢方は5～6世紀に成立した日本独自の漢方薬です。

習氏は、西洋医学と中医薬との結合を2019年くらいから進めています。そこにたまたまなのか必然なのか分かりませんが、COVID-19がパンデミックとなり、中医薬が大いに活躍しました。

中国の上海は、人口が2千万人を超える大都市です。しかしながら、発症感染者数は645人なのに死亡者数は、何とわずか7人でした。

また、患者の9割以上の感染者が中医薬を服用しており、治癒率は何と97.

5％でした。中国を代表する感染症専門家が「この結果が、中国の伝統医学の中医薬と西洋医学の総合治療法の効果だ」と言っています。

このように中国では、日本と異なり伝統医学の中医薬が高く評価されて国民にも浸透しています。それに対して日本漢方は補完・代替医療の一つで、付け足しみたいな状況に置かれています。

しかし、中国では中医薬と西洋医学の中西の結合医療が実行実証されており、マスク戦略とともに、世界戦略の一躍として、これからも効果を奏するのは明らかです。

先述したように、日本では医師の80％以上が漢方薬を使っていますが、ほとんどが随証治療（患者の体質に合わせて行う治療）ではなく病名投与です。したがって効果がいまひとつです。陰陽虚実を間違って投与すると副作用も出かねません。

そういった副作用が、マスコミに「漢方にも副作用！」といった感じで大きく取り上げられ、漢方薬への評価と信用を無くしています。

また、漢方専門医もわずか2千人で、私もその一員ではありますが、マンパワーも大変不足しています。

今、私ができる事は、日本でも漢方が国民自身でできる、極めて身近な医学であることを理解してもらうことが、このコロナ禍で一番大切だと判断し、この本を書いているわけです。

第8章　漢方家族とはどういう意味
―家庭内感染を防ぐには漢方が一番―

前置きが長すぎると読者の皆様が飽きると思いますので、結論じみたことを少し先に述べさせてもらいます。

詳しいことは後ほど、漢方医学の理論を述べながら、随時述べて行きたいと思います。

はっきり言ってCOVID-19に対しては、今までも今も今後も家庭内感染を防ぐということが最重要です。またそれはパンデミック防止のための必要条件になります。

外出や出勤などでは、手洗い・マスク・うがい　と3密を守れば、そこそこ予防はできますが、家族間の生活ではそう簡単にはいきません。

多くの家庭では、大概のところがトイレが1つに、風呂が1つです。おそらく食卓も一緒で、片付けなどの関係で1つの食卓を囲んで、楽しく食事をすることでしょう。

後ろ向きや横向きになり食事をしている夫婦もありますが、それは現実的ではありません。その結果、家庭内感染が起こりやすいのです。

後に詳しく述べますが、コロナ感染症といっても色々な病相すなわちステージがあります。すでにかかった家族、すでに病気が重症化しかけている家族、まだコロナにかかってはいませんが、患者を看病している家族によって、使う漢方がかなり異なります。

また、コロナ感染症の嫌なところは発症前に感染する能力があることです。

ですから、予防的に漢方生薬を家族で服用することは、パンデミックの時には、とても重要になります。

予防に保険は使えませんので、民間薬局に求めることになります。漢方薬をそろえている薬局を求めることは不可能ではありません。

一番私たちが恐れていることは、自分がコロナに罹ることではなく、自分がコロナに感染し、年老いた親や糖尿病の夫や妻に感染させてしまうことです。それならば、ワクチンや抗ウイルス剤がしっかりと確立していないうちは、漢方生薬で対抗することは重要です。

それともう一つ大事な注意点はたとえ夫婦や親子でも、体質が異なり使う漢方生薬がまったく異なることが多いからです。

これに、先ほどの病気の病相を入れると組み合わせが色々とできてしまい、漢方生薬の選択が難しくなってしまいます。

コロナに罹ったら誰もが清肺排毒湯もしくは解毒漢方薬の代表ともいえる荊芥連翹湯（けいがいれんぎょうとう）（図4）を飲めば良いということではあり

ません。

ですから、漢方家族というのは、漢方や生薬の知識が有り、使うタイミングも分かった上で、病気を予防したり未病を治したりすることのできる知識を持っている家族のことなのです。

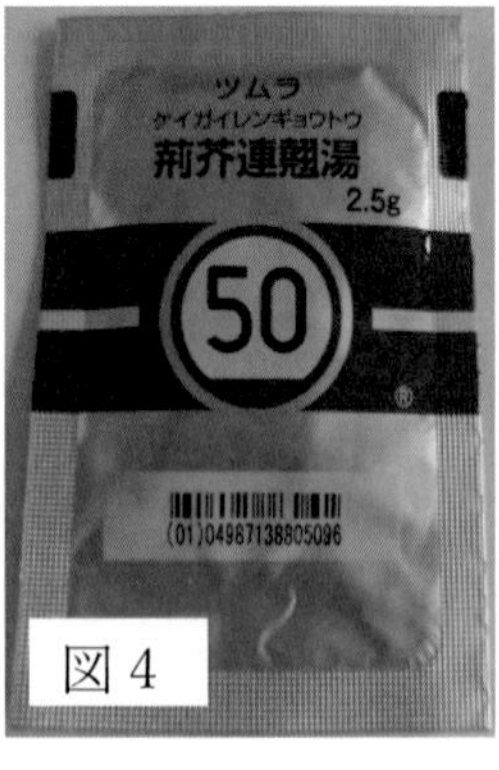

図4

第9章　漢方薬は病勢の違いで処方が異なる

それでは、興味の持てる内容から少しずつ漢方療法を説明して行きましょう。まず(図5)と(図6)を見て下さい。(図5)はコロナ感染症の軽症例の経過と使用漢方薬の種類です。軽症例では初期には一般の風邪のような漢方治療でもよいですが、体温を上げたり免疫力を強化したりするような漢方薬を使います。

重症例(図6)と思われる時には、初期は麻黄湯（まおうとう）を中心に使います（図7）。

新型コロナウイルス感染症の経過と漢方薬

軽症例	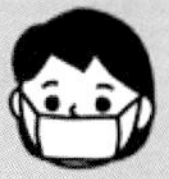	・喉の痛み ・せき ・鼻水 ・熱 ・だるさなど	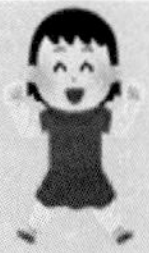
経　過	発　症　→　→	軽症の風邪症状　→→　7日　→　→	軽　快
使用する漢方薬	・香蘇散（虚証） ・葛根湯（実証） ・紅蔘末	・荊芥連翹湯または ・柴胡桂枝湯 ・柴胡桂枝乾姜湯 ・小柴胡湯 ・紅蔘末	・十全大補湯 ・補中益気湯

図5軽症例

重症例		・喉の痛み ・せき ・鼻水 ・熱 ・だるさなど	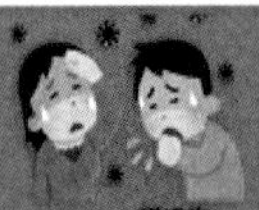 ・呼吸音 ・せき ・37.5℃ 前後の発熱		
経　過	発　症　→	軽症の風邪症状→7日→	症状が悪化 → 10日 →	入　院　→	14日以降
使用する漢方薬	・麻黄湯 　十紅蔘末 ・五苓散 （消化器症状があれば）	・荊芥連翹湯 　または紅蔘末 ・柴胡桂枝湯 ・麦門冬湯 ・小柴胡湯	・麦門冬湯 ・荊芥連翹湯 ・紅蔘末	・麦門冬湯 ・荊芥連翹湯 ・紅蔘末	・補中益気湯 ・十全大補湯 ・紅蔘末

※この表は、漢方医としての経験から作っていますが、体重など個人差によって処方が変わることがあります

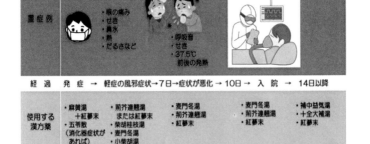

図 6 重症例

症状が悪化した時は、先に述べたようにサイトカンストームに陥らないために、解毒漢方を中心に使います。

重症の時はなるべく早期から荊芥連翹湯を使用します。まさにこの時にも清肺排毒湯を使うタイミングと思われます。重症例には解毒漢方は欠かせません。なるべく長く使う方がよいでしょう。

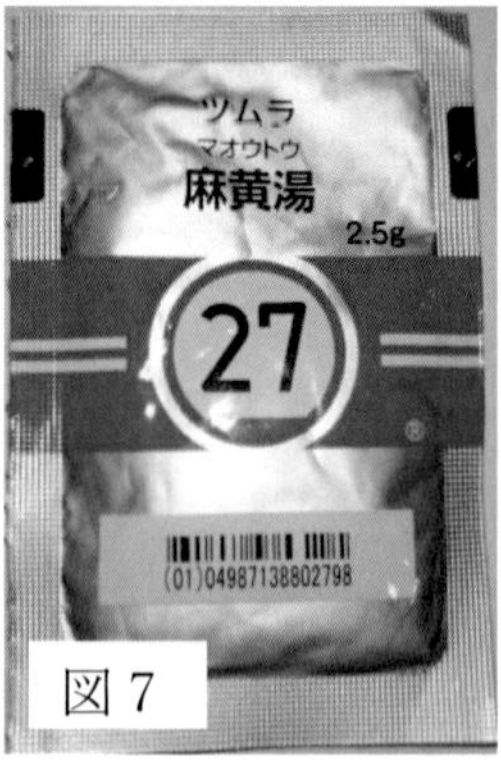

図 7

軽快期には、合併症や後遺症を残さないように、補気剤の補中益気湯（ほちゅうえきっとう）（図8）や十全大補湯（じゅうぜんたいほとう）（図9）を比較的長く使った方が良いでしょう。

また、この補気剤の補中益気湯や十全大補湯は予防にも効果があるので、まずはコロナ感染の治療に当たる医療従事者が服用すると良いと思います。

しかし、西洋医学を中心に学んできた医師は、漢方使用経験があまり無く、残念ながら服用する医師はあまりいないようです。

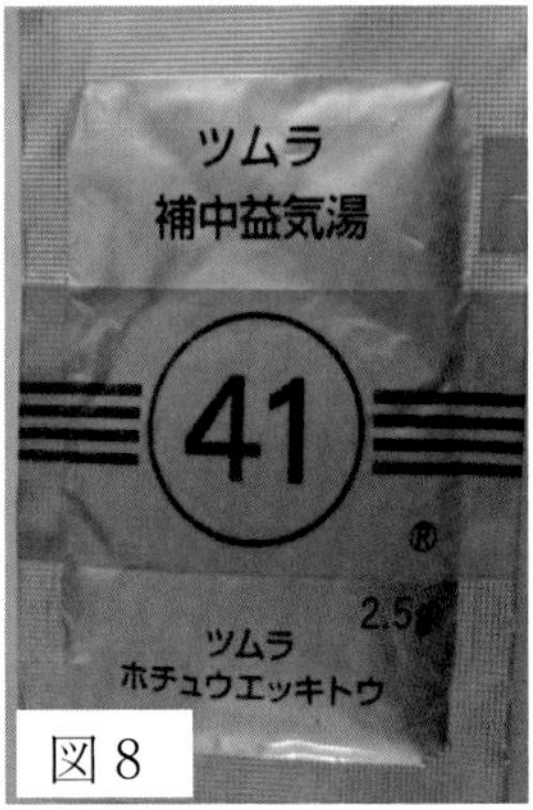

図8

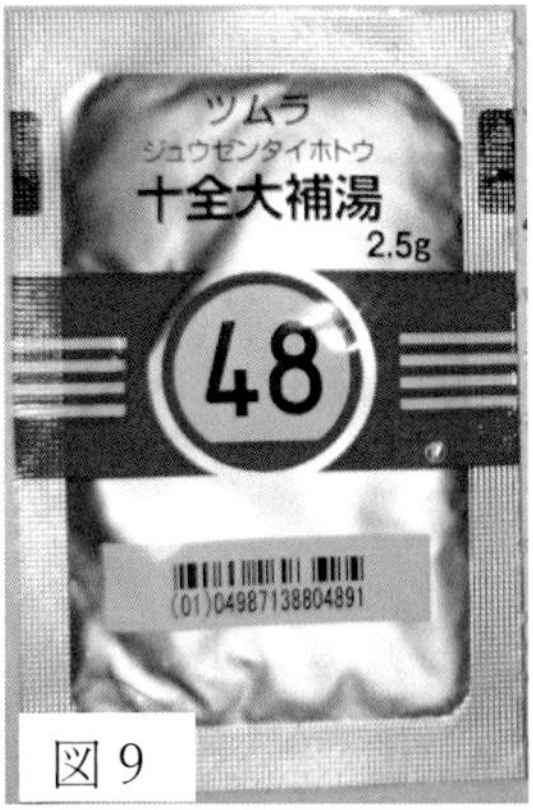

図9

第10章　同じ患者さんでも病気の段階によって異なる漢方
―同病異治と病相異治―

漢方薬の治療においては、何度も言いますが体質によって、同じ病気でも異なった漢方薬が使われます。このことを同病異治といいます。

これと同じように、これは漢方治療において最も重要なことではありますが、同じ病気でも、病気の時期すなわち病相や病気の経過状態によって、使われてくる漢方薬が異なることです。

このことを漢方医学では、「六病位」もしくは「六病相」といいます。文字通り六つの病気の経過と共に、使う漢方が異なるべきという考え方です(表3)。

たとえ新型コロナ感染症の家庭内感染が起こっても、皆が同じ漢方を使うことはほとんどありません。

先ほど言った家族の体質それぞれに使う漢方が異なりますが、それ以上に病気の経過において使う漢方のタイミングが異なるということが重要な考え方なのです。

病位	部位と状態
太陽病	上部と表部が中心の病的状態。頭頂より背中腰に至る
小陽病	半表半裏。腋下、季肋部、脇腹、足。やや病気が内向している、口渇、吐き気、食欲不振
陽明病	下側と裏側に近い。眼、心臓、腹、股、膝部。腹部膨満、便秘、口渇、深部の熱感
太陰病	上の時期に病気が治らず、生体が消耗してきている状態。食思不振、下痢、腹部の冷え等
少陰病	臓器の機能が衰えた状態。四肢の冷え、全身倦怠感
厥陰病	全臓器が衰え、重篤な病気に陥った状態。全身が冷える。

表3

COVID-19においては、重症の場合と軽症の場合で経過が異なるので、また使う漢方も異なってきます。

第11章　コロナ旋風の行方
—旋風はすぐにはおさまらない—

さて現在の時点では、COVID-19の新規感染者数は減少しつつあります。イギリスのジョンソン英首相は回復しましたが、イギリスはいまだに増加しています。

冬に入ればまた増加するかもしれません。フランスでは8月から増加していて、イタリアなども感染者が多く、ヨーロッパ全体としても新規患者数は衰えを見せていません。

またインド、米国、ブラジルはまだ気が抜けない状態です。その上、トランプ大統領も新型コロナに罹り、世界経済に不安を与えています。

そういった状況で「コロナ禍」と言うより「コロナ旋風」と表現した方が適切と思われます。トランプ大統領は「4月になれば温かくなりコロナは収まる」といっていましたが、もはやアメリカは秋に突入しようとしており、冬になればコロナが猛威を振るう可能性もあります。

北半球にある日本においても、早ければ11月末ぐらいからCOVID-19が増加してくる可能性もあります。体温が一度下がれば免疫力が30％下がるといわれています。

冬場は気温が低く、空気が乾燥するために、コロナウイルスが軽くなり、長く大気中で生存することになります。また、元来エアロゾル感染であるため、いつまでも空気中を漂い、ウイルスの感染力が高まります。

インフルエンザが冬場に流行るように、新型コロナウイルスも例外ではありません。感染症患者は今後数年にわたり増えたり減ったりし、多くの犠牲者を出す危険性もあります。

第１２章　家庭内感染がパンデミック防止のキーワードとなる
―感染率が高い家庭内感染―

会社でのコロナ対策は比較的行いやすい。テレワークもできれば、オンラインでテレビ会議もでき、３密を避けることができます。宴会も取りやめ、食事もそれぞれが離れてすれば感染が防げるでしょう。

ところが、家族となるとどうでしょうか。多くの家やマンションでは、トイレは１つ風呂も１つです。食卓も台所も１つです。もしマンションのような居住で家族の誰かに感染者が出れば、感染部屋のように隔離した部屋がすぐにできるでしょうか。

それこそトイレは１つですから、患者が１回用を足すたびに、厳重に消毒が行われなくてはなりません。感染した家族の風呂は最後でなければなりません。

このように、家族の誰かが新型コロナに感染した場合、よほどの感染防止の知識と警戒心が無ければ防ぐことができません。夫婦で感染、親子で感染はよく起こっています。

たとえば、医療従事者の家族はどう家庭内感染を防衛しているのでしょうか。私が聞いた限りでは、ある夫婦は反対向きになり、お互い背にして食事をするようです。

二人家族の場合はそれでよいでしょうが、大家族の時は食卓がそのように食べるようにできていません。もし家族が多いならばイラストのような感じになるのでしょうか。

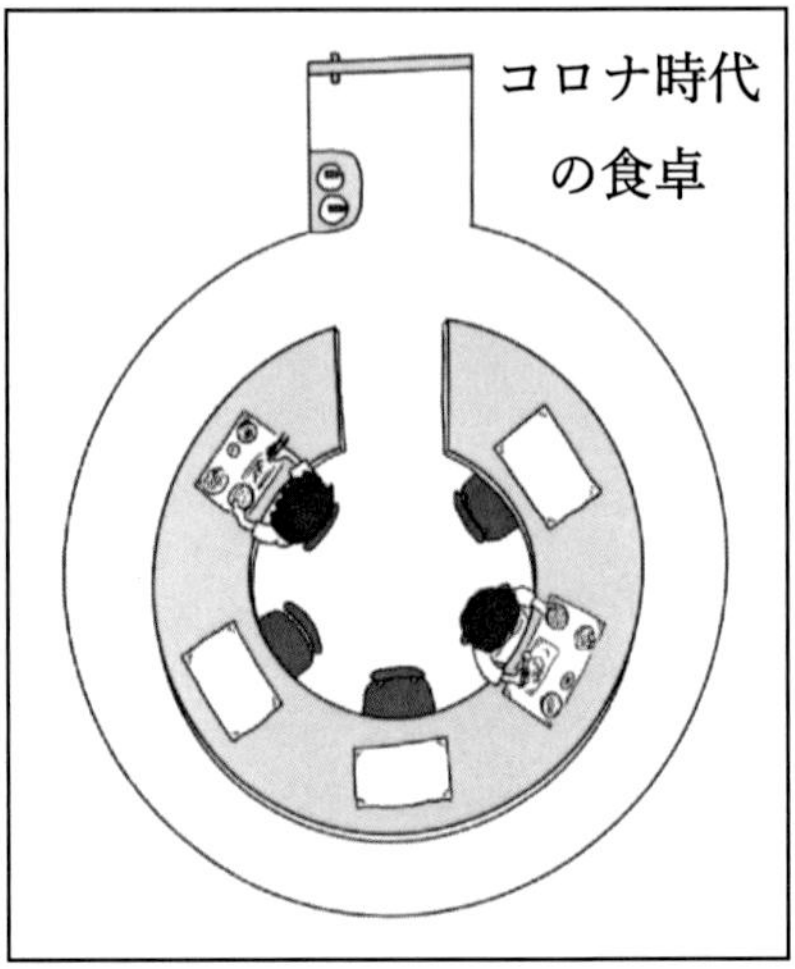

これは笑えるようですが、あながち効果が無いとはいえないかもしれません。もう一つ聞いていることは、フレックス食事です。食卓が狭いので、時間差で食事をしていくということです。
色々方法はあるでしょうが、家族の

生活は食事ばかりではありません。また時間的、空間的に家族が別々に生活をすることは多忙な状況においては不可能でしょう。
家族から会社に、家族から学校にと広がっていくパンデミックの根源に家庭内感染がなるでしょう。

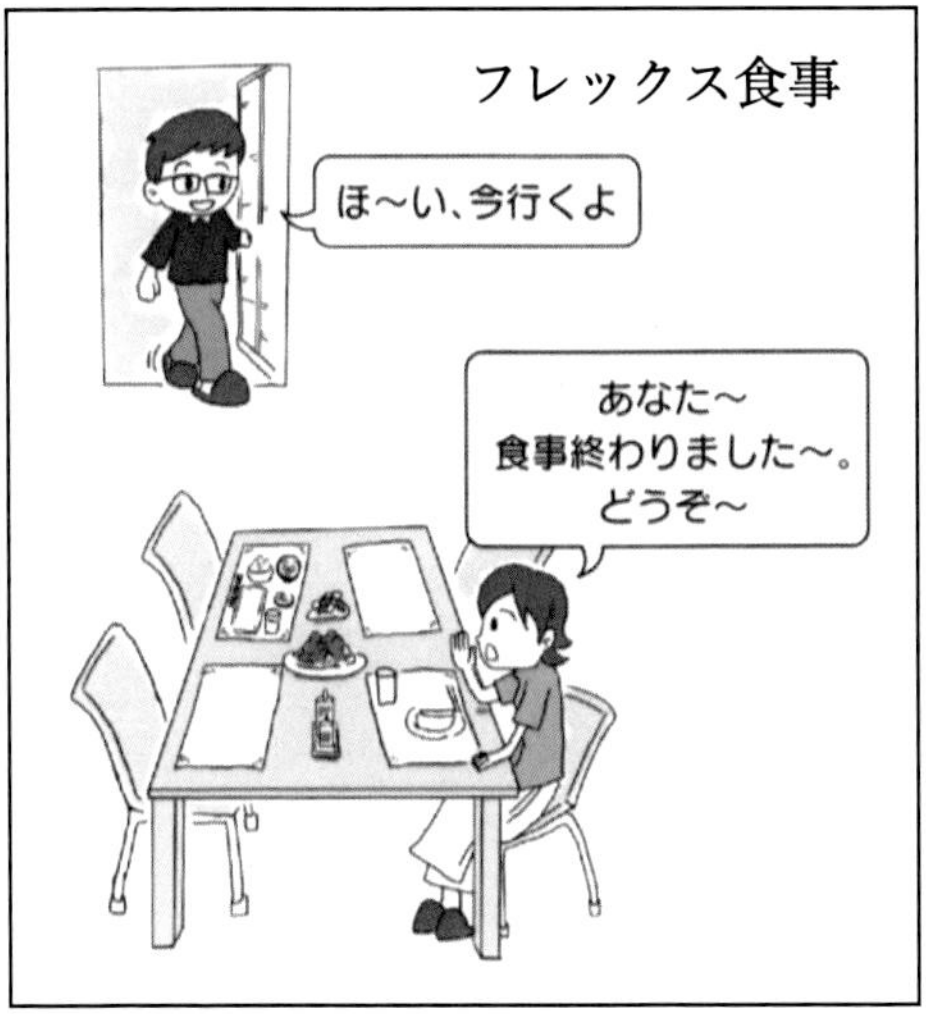
フレックス食事
ほ～い、今行くよ
あなた～
食事終わりました～。
どうぞ～

例えば、海外でのＳＡＲＳの感染率の研究では家庭内感染のリスクは１６～１７％ととても高い結果となっています。

第13章　日本でのCOVID-19の第2波、第3波の可能性はあるのか

さて、コロナの家庭内感染や漢方を引き続き語る前に、第2波、第3波はあるのだろうかを検討する必要があります。2020年10月24日の時点では、米国、インド、ブラジルではまだ第1波が猛威を降っています。日本では何とか終息の兆しですが、東京ではまだ100人以上の新規患者が出ています。

GOTOトラベルなど段々と人の動きも出てきていますし、出入国も徐々に開始されています。制限つきですが、イベントも少しずつ解禁になっています。今のところ順調ですが、少数の新規患者が続いているのが不気味です。

私たちがインフルエンザウイルスに感染すると、免疫力が付いてきてウイルスに対して抗体ができます。しかしながらウイルス側にも、人間の免疫を逃れる方法を学習しています。

ですから、生き残っているコロナウイルスには、人間の免疫に負けないよう

に、変異して感染力や毒性が強くなる可能性があります。

スペイン風邪が世界を席巻したのは１９１８年から１９２０年までですが、日本では最も世界で死者が出た第２波が日本での第１波となりました。

これは(図１０)で表しているように、イギリスでは１９１８年３月に始まったスペイン風邪第１波後の同年１１月に、日本では感染が始まります(図１１)。

この時日本では、２６万人くらいの死者が出ています。要するに冬に入りかけたために、日本では第１波で多くの感染者と死者が出ています。

イギリスでは、１９１８年３月から第１波が始まっていますが、夏にかけてなので第１波は湿度と高温で小さな波となっています。しかし、第２波は１９１８年の１０月から始まり、大流行となってしまったのです。

今回の新型コロナ感染症では、日本で本格的に増えだしたのは3月でしたから、スペイン風邪の世界での動向と時期的な類似があります。

簡単な推測ですが、日本ではインフルエンザがいつも流行し始める１２月頃から新型コロナ感染症の第2波、第3波が生じる可能性が高いと考えられます。

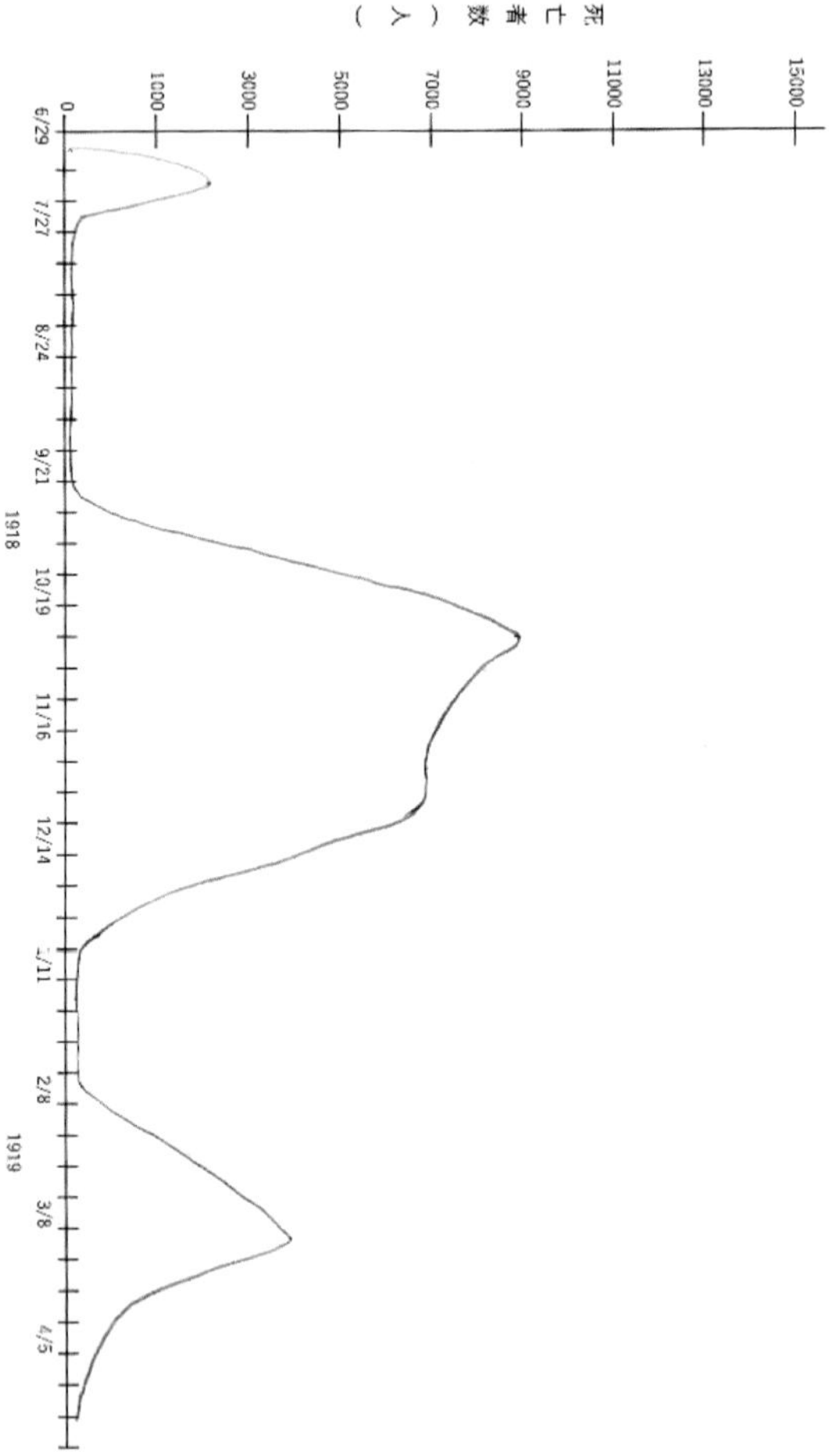
死亡者数（人）
0
1000
3000
5000
7000
9000
11000
13000
15000
6/29
7/27
8/24
9/21
1918
10/19
11/16
12/14
1/11
2/8
1919
3/8
4/5
図10イギリス

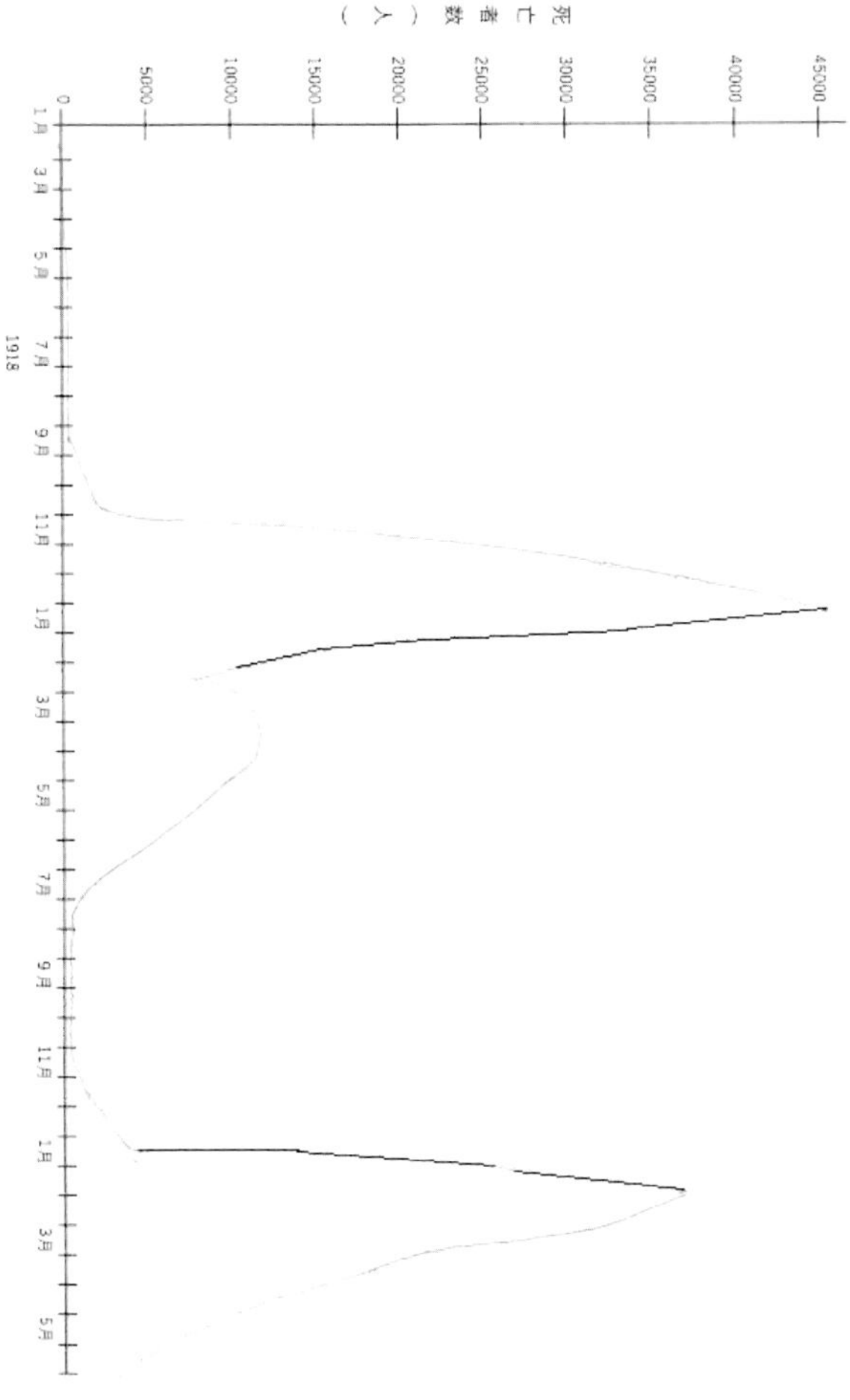
死亡者数（人）
0
5000
10000
15000
20000
25000
30000
35000
40000
45000
1918
1月
3月
5月
7月
9月
11月

図11日本

第１４章　日本でのスペイン風邪の第2波で致死率が4．3倍になった

新型コロナ感染症が落ち着いてきた現在、日本での第2波、第3波が何処の国から来るのか分かりませんが、現在の生き残ったウイルスが変異して第2波、第3波になる可能性もあります。

死者数で見ると、１９１８年の日本でのスペイン風邪の第2波の死者は、２5万7千から１2万7千に減少していますが、致死率は何と4．3倍になっています。

２０２０年１０月現在、新型コロナのウイルスは東京で１００~２００人台を推移しています。私の外来でも熱発者が来始めました。コロナうつの患者とインフルエンザ接種希望者と、その他外来患者さんで混乱してきています。

１９１９年スペイン風邪の第2波のように冬場に大流行する可能性が無いとはいえません。特にもしコロナウイルスが致死率の高いウイルスに変異していれば、伝染力や致死率が高くなり、大惨事になりかねません。

また、非常事態宣言でステイホームが強いられれば、かえって家庭内感染の機会が大変多くなることになります。ですからこの本で述べているように、家庭内感染を防御することで、パンデミックを防がなくてはならなくなるのです。

第15章　開業医は発熱患者を診なくなる日が来る

最初は熱意ある医師が発熱外来やPCR検査をしていても、途中でやめてしまった医師もいます。クラスターによる閉院や風評被害の方が、開業医や病院にとってコロナ感染よりも怖い事が分かりました。

私の104才の母も肺炎で入院していた病院で治りましたが、退院後再度肺炎のため発熱し、再入院を申し込んだところ「もう一切発熱患者は受け取らない」とはっきり言われました。そこで、他の救急病院に入院し退院しました。しかし、今ではその病院がクラスターとなり、周辺住民に恐れられています。

現在私は、（図12）のようなプレハブを駐車場の奥に建てて、防護服（図13）を着て、トリアージもどきをしながら発熱患者さんを診ています。しかし、尿路感染を調べるために検尿をしようとしてもトイレが無く、レントゲンを取りたくても駐車場では不可能です。

やはり一般の内科や心療内科の患者のいる院内で検査するしかありません。そうすると、

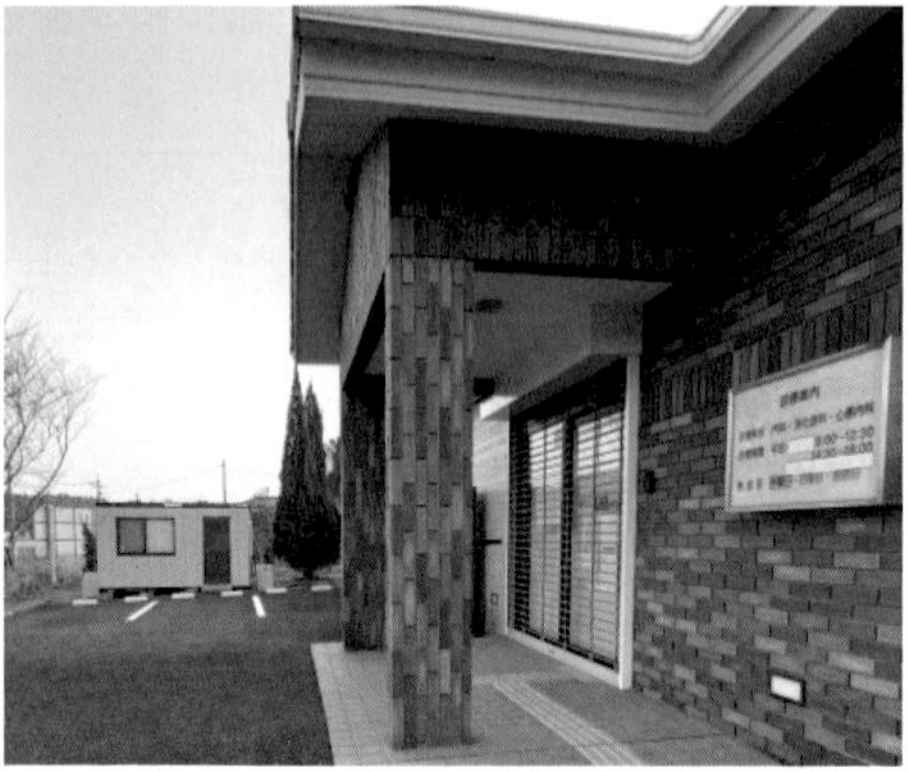

図１２

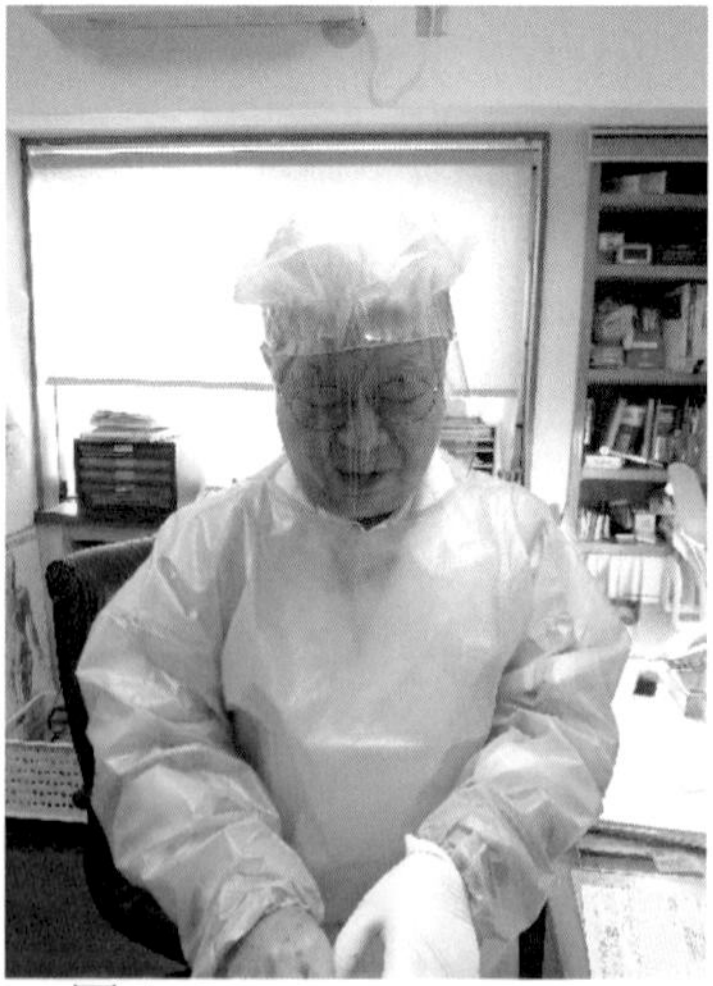

図１３

コロナ感染者であった場合は院内にウイルスが撒き散らされることになります。また多くのコロナ恐怖症などの、コロナ関連ストレス疾患の患者とコロナ感染症の可能性のある患者を、絶対に一緒にするわけにはいけません。冗談みたいな話です。

そういう訳で、どうしたら良いのかということになりますが、それは最初から発熱患者さんは、それに対応できるところに行ってもらうしかありません。開業医では発熱患者を受け入れることができなくなるということです。

それは決して、開業医がコロナ感染者を診療したくないということではありません。他の多くの内科や心療内科の患者、もしくは健康診断などに来院した人が、診療所内でコロナ感染症患者になってしまうと重大事になるからです。しかし、皮肉にも台風で巨木が倒れ、診察用のプレハブが壊れてしまいました(図１４)。

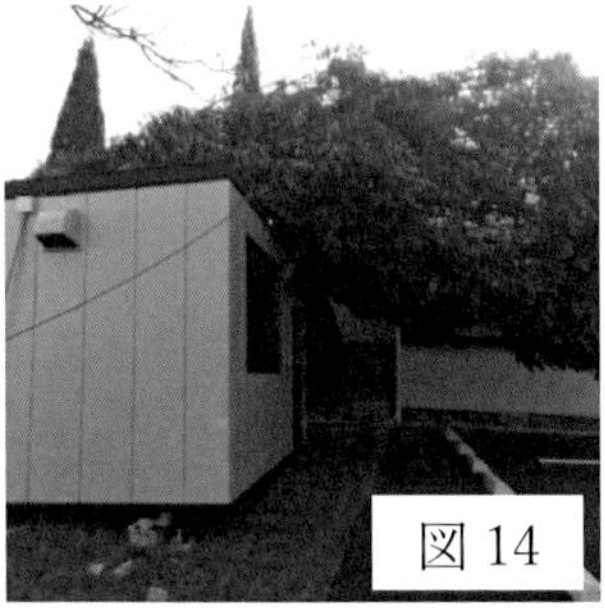
図 14

第１６章　２０２１年の年明けが大混乱の可能性

２０２０年１０月２８日の時点でコロナの死者は英仏で最高に達しています。フランスは5月からは一日の死者が５２３人で最多となっています。同じくイギリスでも一日の死者が３６７人と5月以来最多になっています。

アメリカでは、コロナ感染者が９００万人に迫っていますが、今後のコロナ感染者数の増加を見越し、大統領選挙の期日前投票が今までに無く最多となっています。世界の多くの人々が冬場のコロナ感染症の増加を見込んでいます。

また、飲食店や映画館などの閉鎖も生じてきています。夜間外出もパリでは禁止となっていましたが、最近とうとうロックダウンになりました。日本もやがて冬場にコロナが再燃してくることは十分考えられます。

日本では、幸いにもインフルエンザが早く終息し、高熱を出すA型インフルエンザは2月にはほとんど見られなくなっていました。

しかしながら１２月が明けて１~２月はいつも、インフルエンザのピーク時には、1日の外来で、心療内科が中心の私のクリニックでも5~6人は来ていました。

しかし、インフルエンザと新型コロナの第2波、第3波が同時に来たら医療界は大混乱になりかねません。もう祈るしかありません。

開業医が他患者への感染を恐れて発熱者を診なくなれば、発熱センターでは行列ができることでしょう。また自宅待機状態が続き家庭内の濃厚接触の危険が益々高まります。

第17章　家庭内感染を防ぐ方法
―患者に人気のマニュアル―

さて、行き当たりばったりの原稿になっていますが、やはり重要な点から述べていきたいと思いますので、順不同の原稿をお許し下さい。

会社や学校なら、皆が教室や職場で一緒にいることになりますが、第1波の時のようにテレワークやオンライン授業でしのぐこともできます。

仕事や授業をフレックスにすることにより、職場や教室での3密を避けることもできるでしょう。

また、共同の風呂や食卓があるわけでもありません。トイレは共同ですが、不特定多数が利用するので、手洗いや消毒をすれば感染の機会はさほど多くありません。

ところが家庭ではどうでしょう。感染部屋が用意できるようなゆとりのある住まいであればよいですが、日本における住居はマンションやアパートが多く、一軒家であったとしても特別な部屋を1つ作ることは難しいかと思います。

新型コロナ感染症が増えて自宅待機が多くなれば、家庭内感染を防ぐことがパンデミックを防ぐ重要なポイントになります。

そういったことを防ぐために、私のクリニックの患者に渡している感染防止マニュアルを次頁に提示しますのでゆっくりと熟読して下さい。

新型コロナ感染症に対する個人面での防衛法

Ⅰ感染防止の基本

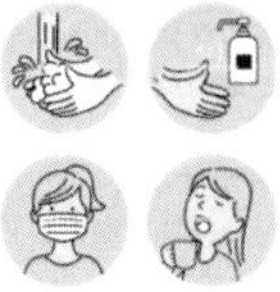

① 手洗い、うがい、マスク、消毒

② 四密の実行（換気がとても重要！！）

1．密室にならないこと

2．人と密接に接しないこと

3．密集する場所に行かないこと

4．三密より四密が正しい
ウイルスの密度が高くならない
ようにする。換気が重要！！

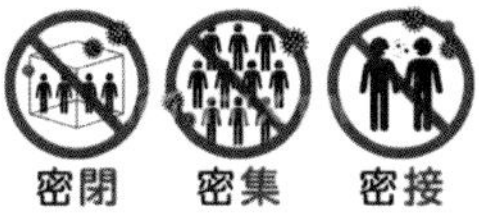

Ⅱ三Ｓの実行

① 睡眠を十分取る（早寝早起き、人は寝ている間に昼間の生活に必要なものを作る）

② ストレスや疲労に注意（交感神経の緊張はウイルスに対するリンパ球の力を落とす）

③ 食事や生活習慣を正しく（不規則な食事は、色々な身体機能に負担をかけることになる）

Ⅲ身体を冷やさない３つの注意

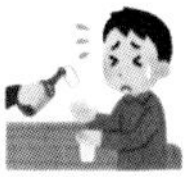

① お酒の飲みすぎ（酔い冷め）

② 風呂上がりの湯冷め（風呂から上がった後は早めの就寝を）

③ 寝冷え（睡眠時は体温が下がる）

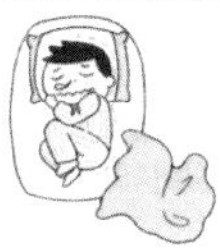

第２波、第３波は寒期に来るので
身体の冷えには特に注意。
血流がよくなるように入浴や
食事にも注意すること

Ⅳ食事や生薬漢方におけるコロナ感染防止のための知恵

① 漢方薬

荊芥連翹湯　（ けいがいれんぎょうとう）感染毒を取るデトックス効果

麦門冬湯（ばくもんとうとう）武漢肺炎のようなカラ咳に効く

麻黄湯（まおうとう）インフルエンザに対する効果が高い

葛根湯（かっこんとう）罹ったかなと思ったら葛根湯！等々

六病位を考えて服用（風邪の時期で使う漢方が変わる）

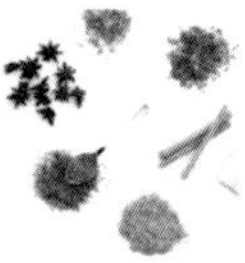

② 生姜（温熱効果）一般に温野菜、根野菜を取る。
冬の病気には冬の食べ物を夏の病気には夏の食べ物をとるのが良い

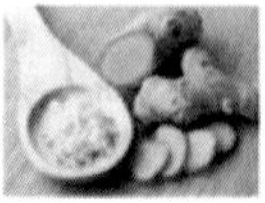

③ 朝 鮮人参（紅参）体温を上げ免疫力を高める
④ 卵かけご飯
（白身には塩化リゾチームという細菌の細胞膜やウイルスのエンベロープという膜を溶かす。玉子酒でも良い、白身が固まると塩化リゾチームが死活するので、なるべく生か半熟の状態で取ること）

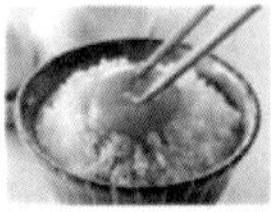

ちなみに鼻水は多量に塩化リゾチームが含まれているので、不必要にしつこくかまないこと。垂れるのを拭うくらいにすること、花粉症は別）
⑤ プロポリスキャンディー（プロポリスは蜂の巣の中で育つ幼虫をウイルスから守るために蜂の巣に塗られるもの）
⑥ 柑橘系果物（チンピ、キジツなど皮にウイルスに対する効能がある）
⑦ ビタミンCなどの種々の抗酸化物質

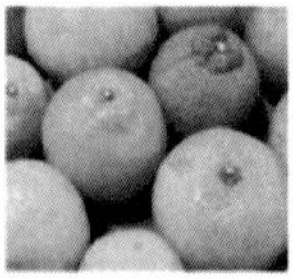

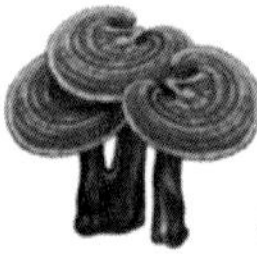

⑧ 霊芝（霊芝には血流を良くする作用があり、朝鮮人参と一緒にとると効果的になる）
⑨ マイタケ、シイタケなどのキノコ類
（免疫能を高める多糖体が多い）

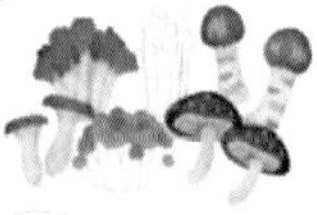

⑩ 日本茶（カテキン、渋みが多く殺菌作用や抗ウイルス作用がある）
⑪ 紅茶（カテキンが重合してポリフェノールなどの抗酸化が増え感染に強くなる）

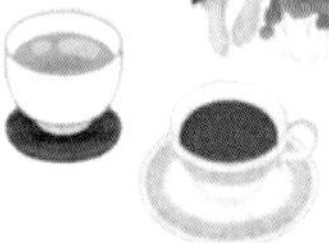

Ⅴ物理化学作用の応用
①マイナスイオンやプラスイオンの利用（ウイルスはマイナスに帯電し、人体はプラスに帯電している。ウイルスはこれを利用して人体に近づく。同じイオンは弾き合い、異なるイオンは密着する。たとえば綿やポリエステルはマイナスに帯電しやすい。マイナスイオンを発生するものを付けることは良いかもしれない）基本的に人体はプラスに帯電しやすいので、マイナスイオンの多い所にいることが望ましい。電磁波に注意。
②適度な加湿（乾燥するとウイルスが死ぬが口腔粘膜の防衛力が弱る、湿度が

高いとウイルスが長生きするが口腔粘膜の防衛力が高まる。湿度は６０％位が最適。ウイルスが肺に入りやすいので、なるべく口で呼吸しないこと。人の多い所で急いだりして過呼吸にならないこと。１回の呼吸は５００ｍｌだが不必要に急ぐと増えて危険）
③紫外線（ウイルスは紫外線に弱い。時々日光浴や衣類などの天日乾燥をする。室内はなるべく明るくする）

Ⅵ洗浄

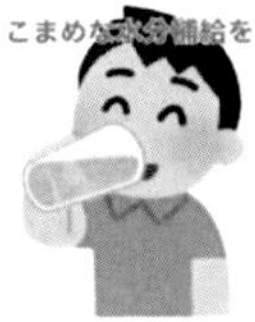

① 時々顔を洗う（鼻や口や眼を触らない）
② ２０～３０分に一回は水を飲む
（上咽頭はうがいでウイルスは取れるが中咽頭、下咽頭、上部食道に付いたウイルスは水を飲まなければ取れない。

胃液は塩酸並みなのでウイルスが死滅する。

咽頭や食道に付いたウイルスは２０～３０分で組織に侵入する）

＊咽頭や食道、呼吸器から進入したウイルスは、やがて血液に入り、胆汁や消化液などから腸管に排出され、経口感染や糞口感染を可能にするが、胃に落ちたウイルスは死滅する。水を飲むときは含み飲みをして唾液が多く出るようにする。唾液と胃液と胃の蠕動運動の共同作業で強い殺菌、殺ウイルス効果が出る。唾液のロダン酸と胃液の塩酸が化学反応を起こすとロダンカリという猛毒が出来て、最近やウイルス寄生虫を攻撃する

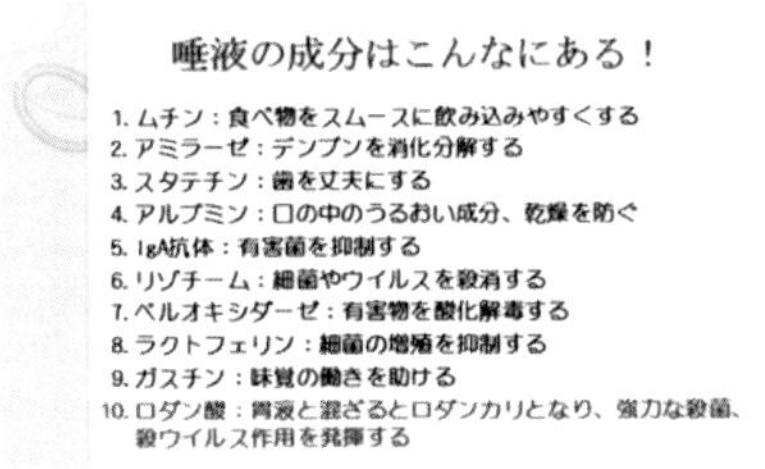

唾液の成分はこんなにある！

1. ムチン：食べ物をスムースに飲み込みやすくする
2. アミラーゼ：デンプンを消化分解する
3. スタテチン：歯を丈夫にする
4. アルブミン：口の中のうるおい成分、乾燥を防ぐ
5. IgA抗体：有害菌を抑制する
6. リゾチーム：細菌やウイルスを殺消する
7. ペルオキシダーゼ：有害物を酸化解毒する
8. ラクトフェリン：細菌の増殖を抑制する
9. ガスチン：味覚の働きを助ける
10. ロダン酸：胃液と混ざるとロダンカリとなり、強力な殺菌、殺ウイルス作用を発揮する

＊注：以上は一医師の経験的な見解であり、採用にあたっては自己責任でお願い致します。
２０２０年3月３０日作成
鞍手クリニック　熊井三治

その他
＊四密の概念：人がいなくてもウイルスは滞留するので、ウイルスの密度は現在どうかを考えて、常に換気に気をつけましょう。たとえばタクシーに乗っても、前に乗った乗客がコロナ感染症であればウイルスの密度は高い。乗車時には窓を少し開ける。会議の終了後、誰もいなくてもウイルス密度は高い

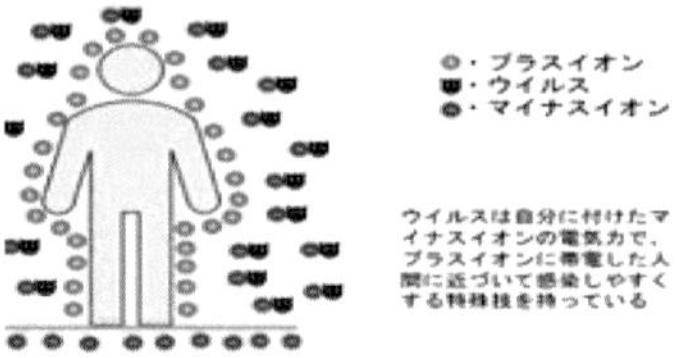
・プラスイオン
・ウイルス
・マイナスイオン
ウイルスは自分に付けたマイナスイオンの電気力で、プラスイオンに帯電した人間に近づいて感染しやすくする特殊技を持っている

＊唾液の効用は大きい：唾液にはウイルスを殺すまたは抑制する物質が多く含まれています。お水を少量ずつ含みのみしたり、よく噛んだりして唾液を常時に出すように心がけましょう。

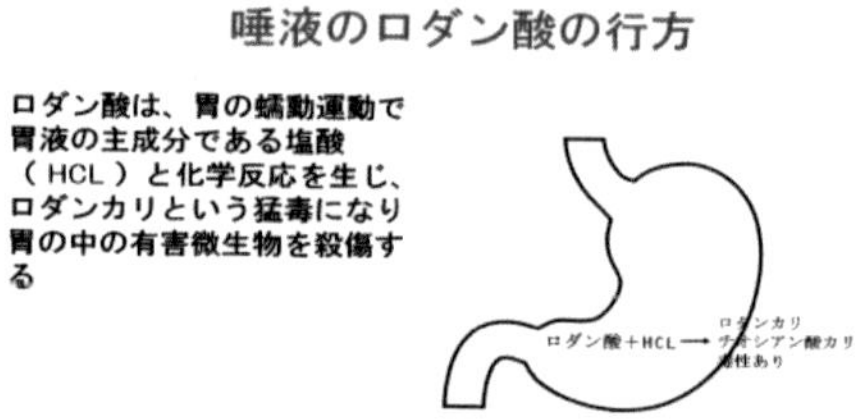
唾液のロダン酸の行方
ロダン酸は、胃の蠕動運動で胃液の主成分である塩酸（HCL）と化学反応を生じ、ロダンカリという猛毒になり胃の中の有害微生物を殺傷する
ロダン酸＋HCL→
ロダンカリ
チオシアン酸カリ
毒性あり

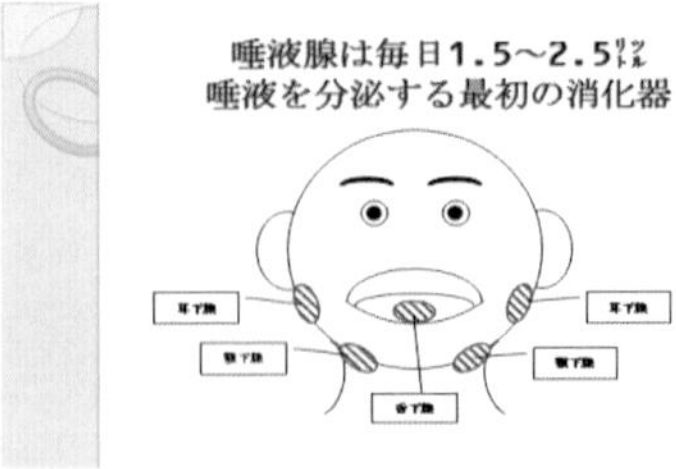
唾液腺は毎日1.5～2.5リットル
唾液を分泌する最初の消化器

第18章　漢方家族が意味するもの

さて、世界のいたるところでまたロックダウンが始まると、家庭でありながら病院並の防疫体制を取らなくてはならなくなります。しかし多くの人が初めての体験であり、毎日の生活でどこかで感染してしまうことが多くなるでしょう。

家族の中にまだ感染した人がいない場合や、残念な事に1人コロナに感染した人が出た場合、それが他の家族に感染し、感染者が2人以上出た場合と色々なケースが想定されます。

また最近では、コロナ感染後遺症が問題視されています。呼吸器が破壊されたり、血栓症ができたりして、身体に麻痺が生じることがあるのです。あるいは、慢性疲労症候群のように、全身倦怠感やうつ状態が続くことがあります。

西洋医学では、これらの症状に対応しがたいのですが、漢方薬はその予防や症状の軽減に役立ちます。

漢方家族の目的としては、①まず感染予防に使う漢方、②軽症の場合に使う漢方、③重症の場合に使う漢方、④治りつつある場合に使う漢方、⑤後遺症に悩む場合に使う漢方などの、様々な状態に応じて使う漢方が決められるということです。

また、先述しましたが、家族のそれぞれの体質に応じた漢方が選ばれなければなりません。同じ病気同じ時期でも使う漢方が異なります。

また後に詳しく述べますが、家族のコロナメンタルにも漢方が有効な手段となります。

西洋医学では、病名が決まれば治療法や使う治療が決まり、患者によって使う薬が大きく異なることはありません。

西洋医学では、ＥＢＭ（Evidence-Based Medicine）に基づいた診療が行われます。すなわち統計的に根拠に基づいた医学がベースにあるのです。誰でも異なる治療は受けられません。平均治療の世界なのです。

ましてや、日本では保険診療ですので、患者によって治療を大きく変えることはできません。ただ日本では漢方診療において、ある部分保険適応がありますので、予防には処方できませんが、対コロナ感染では漢方家族を医療の助けを借りて実践することが不可能ではありません。

ただ、日本では先述したように、漢方の専門医が2千人くらいしかいませんので、有効的かつ現実的な対応が難しい状態です。漢方を使う医師は多くても、詳細にわたって処方できる医師は極少数だと思います。

しかしながら、幸いOTC（処方箋なしに購入できる一般用医薬品）でも多くの漢方薬が売られていますので、西洋医学の対応プラス漢方家族という感覚でよろしいのではないでしょうか。

しかし、勝手に判断せずに、あくまでも西洋医学的対応は無視しないようにして下さい。検査や診断においては東洋医学が及ぶところではありません。最も東洋医学においての診断体系はありますが、医学も和洋折衷が一番です。

第19章　明治天皇は漢方医学を信奉していた

明治時代の3大疾病と言えば結核、脚気、コレラくらいでしょうか。特に脚気は江戸患いといって多かったようです。徳川13代将軍や14代将軍もこれに罹っています。そして明治天皇も明治11年に脚気に罹りました。

明治天皇といえば個人的には薩長の傀儡、もしくは日本が軍国主義に傾いていった時の天皇というイメージで、私にはあまり良い印象がありませんでした。

しかし、私が生まれた頃は何処の家にも明治天皇の写真があり、祖父も事業が破産した時に明治天皇の教育勅語を色紙に書き、額縁に入れてそれを5円で売り、そのお金で母が九州から東京の大学に行き、教師になることができました。

そして、母子家庭であった私が医学部に行けたのも、母のお陰強いては祖父が書いた教育勅語のお陰なのです。教育勅語はまだ読んでいませんが、そういう訳で明治天皇の恩恵もあり複雑な心境でした。

ところが、漢方の勉強の段階でその思いが変わりました。「脚気相撲」というお話がありますが、明治天皇が遠田澄庵という漢方医の言葉から深く漢方を信奉するようになりました。

明治天皇は「洋医、漢医各々取るところあり、和方亦棄つべからず。宜しく緒医協力してその病原を究め、その治療を研精すべし」と述べられました。

要するに、難しい病の予防や治療にあたって西洋医学だけでなく、東洋医学、日本の昔からの民間医学などを結集することが重要であると言われているのです。

今でいう統合医療のようなことを明治天皇は述べています。これは私が最終目標にしている医療（病気を肉体と精神と社会環境と自然環境から診る医療）の姿ですが、明治天皇が自分の脚気を治すために、彼なりに考えた医療の理想像だったのです。

また、明治天皇は、西洋医の従医に転地療法を勧められましたが、庶民から遊離した特権階級の医療を拒否しています。こうしてみると、教育勅語の内容は知りませんが、明治天皇はなかなかの人物であったのではないかと考えられます。

第20章 恥をかいた森鴎外

森鴎外は、若い時から論争好きでした。小説での論争では、自然主義写実主義の坪内逍遥と、信念や理想を中心とする小説の方が良いとする森鴎外は激しく論争しました。また、鴎外の父は漢方医でしたが、西洋医学中心の鴎外は漢方学派を厳しく批判しました。

もっとも有名な話が、森鴎外ｖｓ高木兼寛の戦いともいえる、脚気相撲といわれる、軍人の間で広がっている脚気という病気の病因論争です。

鴎外は、脚気の病因に脚気病細菌説を信奉し、脚気栄養説を唱える高木を強く批判しましたが、高木医師はひたすら統計などを使い、食事の栄養バランスが悪いことを主張し続けました。

高木海軍医師は、明治天皇に頼んで、戦艦筑波に、今までの食事を改善した高木の西洋食風の栄養バランスのよい西洋風の改善食と、今までと同じ白米中心食事の龍驤（りゅうじょう）とで脚気病の比較実験をさせてもらいました。

その結果、龍驤は367人中、脚気患者が169人、死亡者25人でした。これに対して筑波では333人中、脚気患者16人。死亡者0人という結果でした。

しかしながら最終的には、陸軍による従来の食事が続き、日清戦争では陸軍3944人が死亡し、日露戦争全体では27800人が死亡しました。

一方海軍では、脚気患者は40名で、死亡者は1名という結果になりました。

それでも、森鴎外はというか陸軍では、相変わらず脚気伝染病説を唱え、鴎外は死ぬまで自説を曲げませんでした。しかし、これは鴎外だけの頑固さではなく、当時の陸軍医務部上層部の考え方であったかもしれません。

先輩の東大医学部系列の官僚医師上層部の指示であり、彼は本当は単なるスケープゴートだったかもしれません。

鴎外は、54歳で陸軍の職を離れ退官しました。晩年は、博物館総長や帝国美術院院長などを勤め、より文学の世界に傾倒していき、医学にかかわることはありませんでした。

第21章　高木兼寛だったら現在の新型コロナ感染のパンデミックに対してどう対応するか

森鴎外については子供の頃から誰もが知っていると思いますが、明治の文豪として今でも名を馳せています。

しかし、私が高木兼寛医師について知ったのは、私が医師になって、統合医療を本格的にやりだした頃ですから最近のことです。

私が麦の耕作をしている時に、麦の効用を調べていました。その時、高木海軍軍医が行なった軍艦の乗組員の脚気の比較実験で、陸軍軍医森鴎外と激しく戦ったということを知ったのです。

戦ったと言っても、森鴎外が一方的に批判しただけで、高木医師は淡々と臨床研究や犬の実験で、脚気に関する栄養学のことを研究していました。

しかし、ドイツ医学の研究主義を基本にしている陸軍や東大の医学系の、脚気伝染病説の人たちは、イギリスで学び衛生、栄養や臨床を重視する高木医師を認めることはありませんでした。

高木医師は、マルチ人間でロンドンのセント・トーマス医学校を首席で卒業し、英語はもとより、軍人、経済人、慈恵医大創設者、政治家、芸術家、宗教家とその能力は多岐にわたっています。

高木兼寛の有名な言葉に「病気を診ずして病人を診よ」という言葉があります。この言葉からも、高木医師が病気を診るに当たっては、身体医学はもとより精神や職業などの社会環境、食事や自然環境の多方面から見る現在の統合医療的立場を取っていたのではないかと思われます。

現在、人類を苦しめている新型コロナ感染症も、ワクチンや抗ウイルス剤などの治療薬を期待するだけでなく、東洋医学的対応や食事の改善などの対応が必要です。コロナの予防においても、ビタミンDやキノコのβ―グルカン、腸内善玉菌などは食事の在り方と大いに関係があります。

アメリカでは、西洋医学における医療費に、統合医療（すなわち病気を身体・精神・社会環境・自然環境の面から考え治療する医療のこと）の医療費が近づいています。

高木医師は、まさにその統合医療の日本での先駆者といっても差し支えありません。高木医師が、今のコロナ禍をどうするか考えるにあたって、きっと彼なりの食事や栄養を中心に統合医療を実践し、日本でのコロナ感染症のパンデミックを防いでくれたことでしょう。

今の医療は、どちらかと言えば「木を見て森を見ず」というところも有りますので、高木医師のように、あまり学術的なことにとらわれず、人々の食事を含めた衛生などの生活環境の改善が必要です。

第22章 麦食は日本人を救う

昔、首相になった池田勇人氏は蔵相時代、米価が高騰していた時に、予算委員会で「貧乏人は麦を食え」というような発言をして、国民の反発を買いました。そして後にこの言葉だけが有名になりました。

しかし、今この飽食の時代には「お金持ちは、健康で長生きしたければ麦を食え」と言う事が正しくなってきました。すなわち麦は健康食になってきました。

火野葦平の「麦と兵隊」という小説とは関係有りませんが、戦争と麦は関係があります。それは中国の秦の最強の兵隊たちの兵糧であった麦が、彼らを遠征時の寒と疫病から守ったからです。

子供の夜泣き、ひきつけに効く甘麦大棗湯（かんばくたいそうとう）という漢方がありますが、この成分の小麦にはエネルギー供給と興奮を抑える作用があります。栄養とエネルギーがなければ、免疫が低下します。また。戦いのストレスも免疫力を潰してしまうのです。もちろん小麦は、後に述べるミトコンドリアに必須のビタミンである、ビタミンB1を含む玄麦(脱穀しない)です。

第23章 コロナと戦うには自己の免疫力の強化が必要

現在のところ、コロナ感染症に対するワクチン製造が急ピッチで進められていますが、第II相試験までしか行われていないためにトラブルが起こり、中断を強いられている状況です。

いずれは、コロナ感染症に対するワクチンも治療薬もできるでしょうが、コロナウイルスが次々に変異して、いたちごっこの状態になることもあるかもしれません。

やはり、ガンに対してもそうでありますが、決定的治療法が確立するまでは、先に述べた統合医療を各人が実践することが大切です。

統合医療は、自己治療でもありますので、ガン患者における食事や水、ストレスに対する管理方法が、新型コロナ感染症の防衛にも究めて有効と考えられます。この中で、急を要する知識は、自分の免疫力の強化です。

免疫による感染防衛に関しては、（表4）のように一次防衛、二次防衛、三次防衛とあります。一次、二次防衛は非特異免疫が担い、三次防衛には特異免疫が担います。

一般的に非特異免疫は、細菌でもウイルスでも外敵と戦う自然免疫のことです。一方、特異免疫は、決まったウイルスなどの外敵、まさにコロナウイルスだけ対抗する特別の免疫のことで獲得免疫といいます。ワクチン等は、ここのメモリーT細胞などの免疫力をつけるために作られています。

ワクチンなどの特異免疫強化法が完成していないうちは、一次、二次防衛として非特異的免疫を十分高めておく必要があります。

免疫について

1．免疫とは

病原体が生体に進入しても、発病しないように身体を守るための生体病御システム

2．特異免疫と非特異免疫

非特異免疫：病源体の感染において身体にもともとある病原体の種類を問わない一般的な免疫、自然免疫ともいう。

特異免疫：病源体の感染情報が記憶されていて、それによる特異的な免疫反応。獲得免疫ともいう。

非特異免疫	一次防衛	唾液、消化液の粘液粘膜その他分泌物 粘液の中には IgA 抗体がある 乳汁の中や唾液にある抗菌蛋白ラクトフェリン 咽頭の扁桃腺でウイルスに効果があるインターフェロンが出来る 血中にある補体はは免疫反応に協力する。抗原の感受性を高める
非特異免疫	二次防衛	食細胞の反応、マクロファージ、肥満細胞、樹状細胞。これらは抗原を食べて、他の免疫細胞にその抗原性を表示伝達する NK 細胞
特異免疫	三次防衛	細胞性免疫 T 細胞、ヘルパーT 細胞、キラーT 細胞 液性免疫 B 細胞

免疫を高めるには体温を高くするほうが有利です。

体温を高くするには血流をよくすることが大切です。

冬場はウイルス感染においてウイルスが有利１０度以下湿度４０％以下

風呂に毎日入る（洗浄、保温、ヒートショックプロテインを作る）

漢方生薬で血流を良くする。

食事で免疫を強くする食べ物を食べる（キノコ等その他多糖体を含むもの）。

水分をとり粘膜を潤す。

表４

特異免疫には、(図15)のように免疫細胞の中のリンパ球が活躍しています。T細胞の細胞性免疫とB細胞の液性免疫があります。

大雑把に言って、ガンの免疫もそうですが、ウイルス感染に対抗するリンパ球には液性免疫（B細胞、形質細胞）と細胞性免疫（キラーT細胞、メモリーT細胞）が主に活躍することになります。

新型コロナに対して、日本人は獲得免疫（リンパ球の記憶）があまりありませんので、免疫反応が起こりにくいと考えられます。

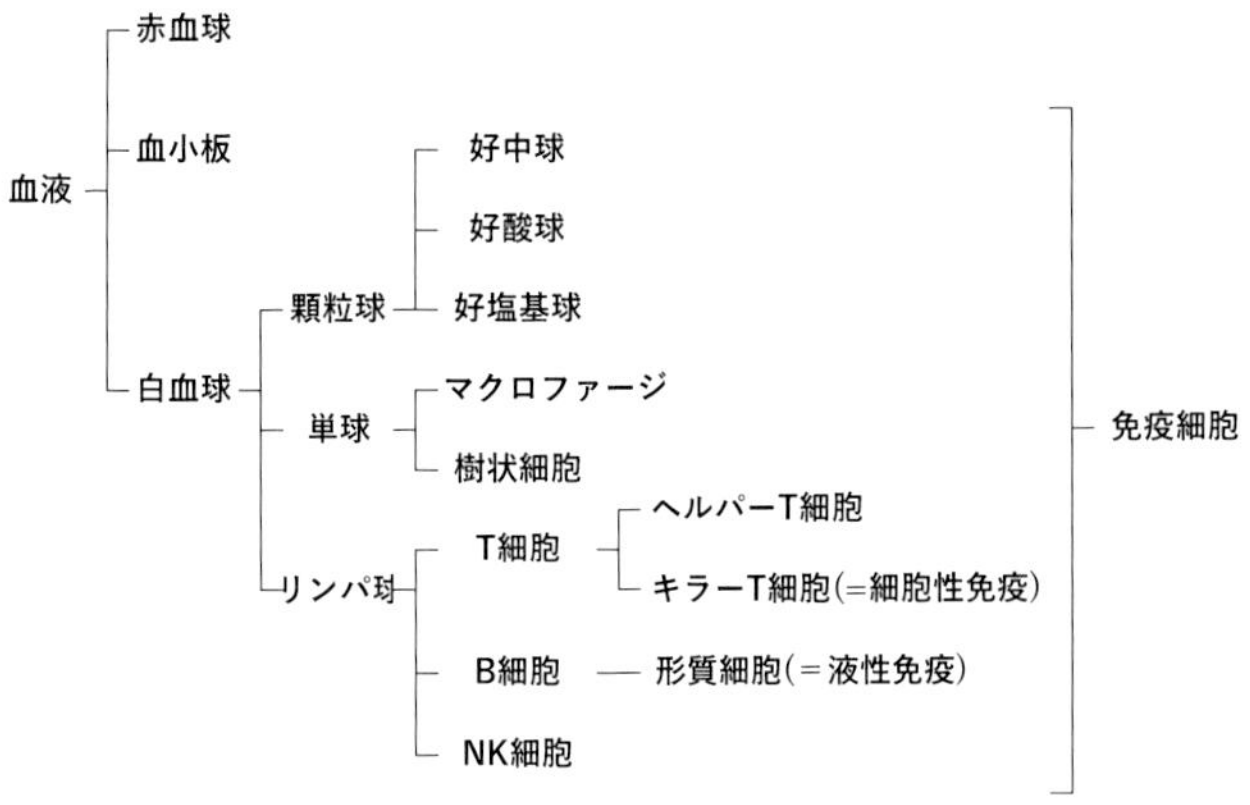

図１５

ウイルス自体は自分では増殖できないので、私たちの身体の細胞の中に入り込み、私たちの細胞内のDNAやRNAを使って増殖します(図16)。こうして、次から次へと感染細胞が増えて、発病してしまうのです。

このように、ウイルス感染症は人体に獲得免疫が無いと、自分自身でしか増殖できない細菌感染と違い、人体の細胞があっという間に破壊されます。さらに、コロナウイルスはその細胞核を利用して増殖していくという、組織破壊性が強い恐ろしいウイルスなのです。

ですから、ある面、ガンと免疫の関係のように抗原認識がしにくく、今のところは相当な自然免疫の力を

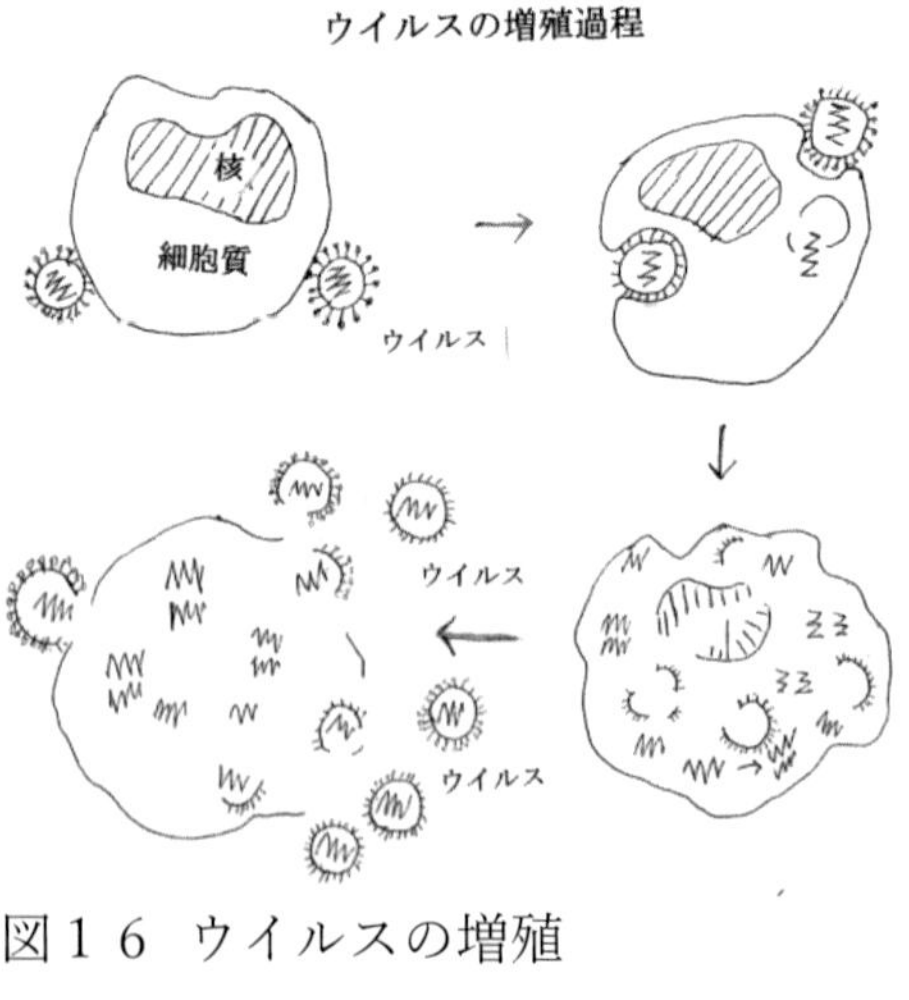

図16 ウイルスの増殖

持たなければ、コロナウイルスには勝てないのです。

第２４章　コロナに対抗する免疫力強化にβーグルカン
―自然免疫のボス、マクロファージを活性化―

それでは、現在のところコロナ感染に対抗するために、最も重要な自然免疫をつける方法について話したいと思います。

多糖体βーグルカンは、１９４０年に酵母の細胞壁から発見されました。この中のβー１，３Dグルカンが、免疫細胞の機能アップに関係が深いことが分かりました。

βーグルカンが、自然免疫の中核となる、マクロファージの表面にあるレセプターに結合すると、マクロファージの貪食能が高まり、細菌やウイルスなどの外敵を食べてバラバラにして、マクロファージが、その外敵の抗原の提示細胞となり、リンパ球のＴ細胞を活性化します。

β－グルカンは、糖が重合体の構造で結合した分子です。β－グルカンはパン酵母、穀類（大麦、オーツ麦、小麦）マイタケやシイタケなど食品の中に多くあります。その他、サルノコシカケ、冬虫夏草などの生薬にも多く含まれています。

大麦由来のβ－グルカンは、コレステロールの低下作用や糖尿病の改善作用があります。また腫瘍細胞に対する制ガン効果もあり、現在では新型コロナに対する免疫効果にも注目が集まっています。

特にβ－グルカンは、先に述べたサイトカインストームの予防の働きもあります。炎症性サイトカインのＩＬ－６の働きを抑えることができるので、要するにコロナ感染症の重症化を防げるかもしれません。

また、β－グルカンは免疫賦活効果だけで無く、これは後に述べますが、大麦などの食物繊維効果もあり、腸内細菌を改善し、人体の免疫の６０～８０％を占めるといわれている腸管免疫に大きな役割を果たします。

私が取っているβ－グルカンは、霊芝です。個人的なことですが、私自身は、33歳の時からサルノコシカケのマンネンタケ、すなわち霊芝を毎日欠かさず飲んでいます。

第25章　百姓の子が医者になった理由（ワケ）

少し話が個人的なことになってしまいますが、元々私は農家の次男であり、農学部志望でしたが、父が45歳でスキルス進行胃がんとなり、47歳の若さで壮絶な在宅ガン死となりました。

この辺のところは、1998年に三一書房から出版した「日本人は何故ガンで死ぬのか」にも詳しく書いています。

父は大学病院で手術や色々な西洋医学的治療を受けましたが、結局は全身転移が起こり、傷口からもガン細胞が増殖してきて、全身の皮膚の色々な箇所に転移し、化膿していました。

また、父が入院している病院に母と見舞う時に、夕暮れの中、私と同じ年齢くらいの丸坊主の子供たちがたくさんいました。学校ではなく病院にいる子供達を不思議に思い、私が「あの子達は何?」と聞くと「白血病の子供達よ」と母は答えました。

今から考えると抗ガン剤で頭が丸坊主になっていたのではないかと思います。私は「子供でもガンになるのかと」思い、不安になったことを覚えています。

そんな幼い時の体験もあって、私は大学入試の願書を直前で農学部から医学部に変更しました。結局1年見送り、翌年地方大学の医学部に入学しました。

第26章　ガンの統合医療への遥かなる旅路

医者になっても、大学病院に勤めても、ガンが治せるとは思いませんでしたが、親のガン死の苦しみもさることながら、親が早く死に、ガン遺児として生きるのも辛いことでした。

何となく、無力感を感じながらも、何とかしなければやがてすぐに、辛く苦しいことがやってくるという不安がありました。

ガンを治すために医者になるという高邁な考えではなく、将来必ず来る不幸に対する漠然とした不安感を必死で拭うためでした。ある面それは人を助けるという動機よりずっと、背水の陣のように強いものでした。

その思いで入学したからには、学生時代から病理学教室にもぐりこみ、ガン患者さんの病理解剖をみたり、毎日ガン細胞を顕微鏡でみたりしていました。

その病理学教室は、幸いにもガンの免疫と膠原病などの自己免疫疾患の研究が中心でした。あるとき教室の講師が、マウスの寄生虫による免疫反応の実験を私に提案してくれました。

私は、豚回虫を養豚農家から貰い、それをすりつぶし腹腔内に入れたり、虫体そのものをマウスの皮下組織に入れたりしました。

回虫の粉を吸うと感作（寄生虫のアレルギーになる）されるので、吸わないようにと講師に注意されました。それだけ寄生虫の粘液多糖体は免疫反応が高いのだなと感じました。

あるとき、顕微鏡で組織に埋めた回虫の顕微鏡像を見ていると、虫体の回りに白血球やリンパ球が沢山取り囲んでいました。これはガンにおける顕微鏡像とまったく同じようでした。

私は「そうか、ガンに対しても人は免疫で攻撃し戦っているのだ」と心の中でつぶやき、ガンを自分で治す糸口を見つけたようでした。もう50年前の話ですがよく覚えています。

第27章　多糖体の人体に対する免疫活性力

もっとも、その頃すでにガンと免疫について多くの研究がなされていました。その教室もそうでしたが、自分でガンを治すことができるかもしれないと考えられていました。

ガンの細胞膜にも多糖体がありますが、ガンは沢山の粘液多糖体を出して免疫細胞の攻撃を免れようとしています。

寄生虫も身体が粘液に覆われ、あらゆる免疫細胞や酵素から身を護ろうとしています。すべての生物の細胞が多糖体の細胞壁で護られていますが、一般に細胞の外側にある膜を形成しているのが多糖体です。

また、マイタケから取ったクレスチン、シイタケの茎からとったレンチナンは抗ガン剤として使われていますが、これらも多糖体であるβ－グルカンの一種です。

すなわち、多糖体であるβ－グルカンの免疫賦活作用が、ガン細胞などの細胞膜を攻撃することになるのです。近年、β－グルカンがウイルスを攻撃するＮＫ細胞（ナチュラルキラー細胞）の作用を増強することが分かっています。

第２８章　β－グルカンがもっとも免疫を強化する

そんなわけで、ずっと免疫をつけるには多糖体だと思っていました。私が３

3歳の時、子供がすでに2人いましたが、私は扁桃腺が悪く毎年4～5回は38度を超える熱を出していました。

それは、子供が幼稚園で色々なウイルス感染をし、狭いマンションでは逃げることもできず、私は子供からの感染を頻繁に受けて、発熱していたのです。

仕事も忙しく、度々熱を出すこともできません。私の父も45歳でスキルス進行胃ガンを発病して早世しているので、遺伝性の強い胃ガンの予防に、私は早々に霊芝を煎じて飲むことにしました。

すると、それ以来発熱どころか、数十年間は風邪に一切かからず過ごすことができました。今現在、71歳になるまで毎日霊芝の服用を欠かしたことがありません。出張の時もホテルで飲めるように、(図17)のようなティーバッグを自ら作りました。

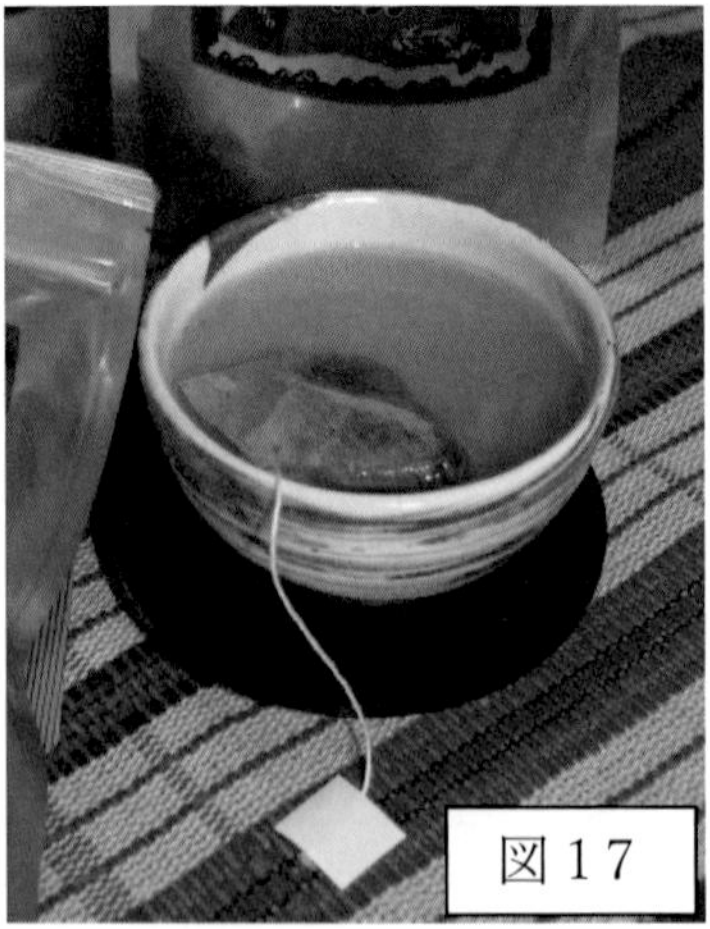

図17

最近はステイホームで夜の勉強会もなく、中国ドラマや韓国ドラマを見ていますが、王侯貴族に1番に献上されるのが霊芝と朝鮮人参です。千年人参もしくは万年霊芝としてよくドラマに出てきます。

中国人は冷えを極端に嫌いますが、霊芝や朝鮮人参は血流が良くなるため、人気の健康食品というかお茶でもあるのです。

中国では寒による疫病がいつも流行していましたが、これらの生薬が免疫力を上げ、血流を良くして体温を上げるので、珍重されていたのです。（図18）は霊芝の無農薬原木栽培風景です。

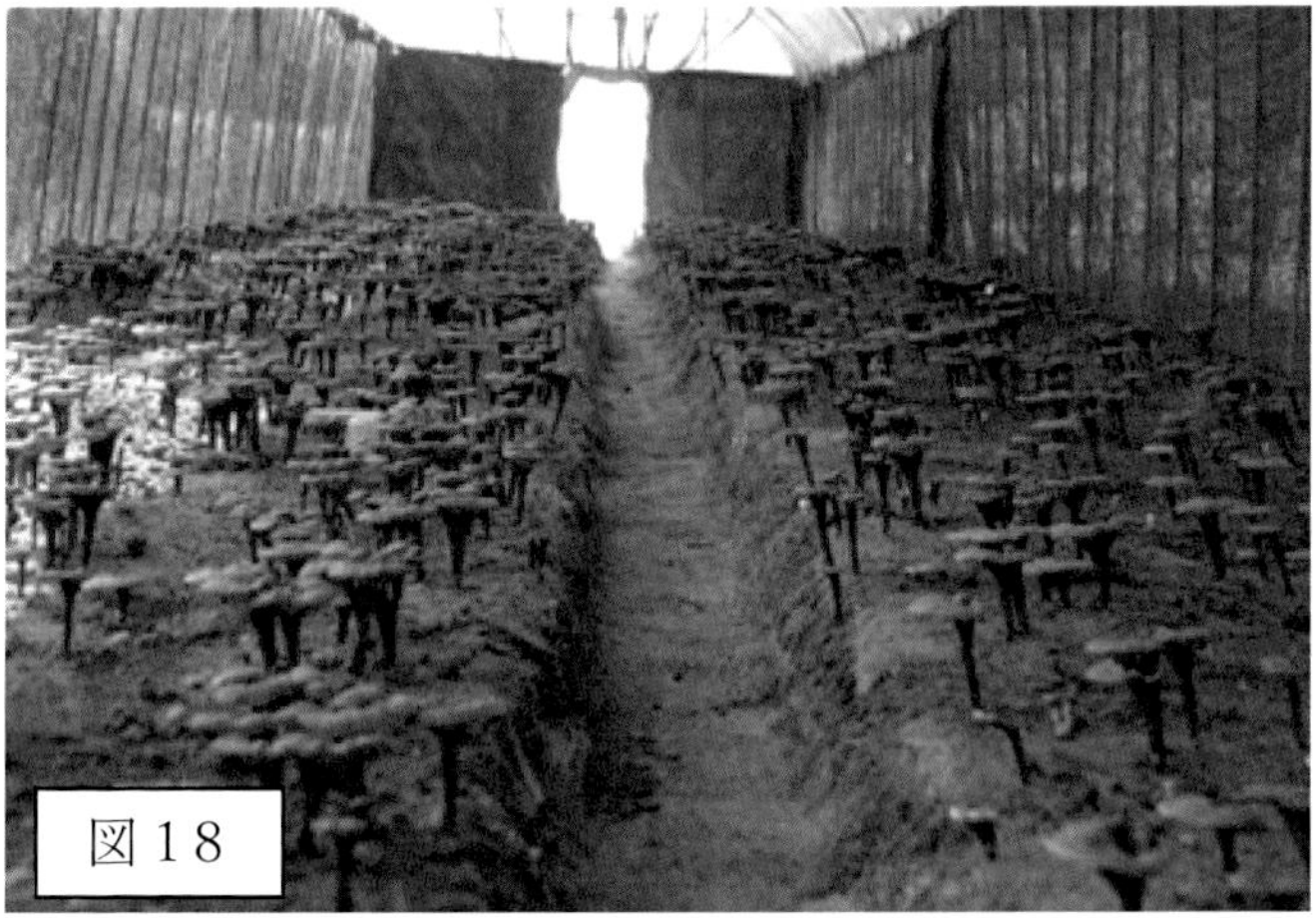

図18

新型コロナ感染症が中国でいち早く終息したのは、こういった体を温める習慣が数多くあるのではないかと思われます。

第29章　冬場にパンデミックが起こる理由

日本では、11月から新型コロナの第3波が広がってきているという話になっていますが、これは本来、第2波と捉えるべきではないでしょうか。

すなわち、まだ第1波が抑え切れてないうちに、早々GOTOキャンペーンを行ったために、寒の到来とともにコロナが広がったと考えます。

私はあくまでも、冬の到来によるパンデミックか、もしくは変異によるパンデミックを第2波だと考えています。

寒くなると、秋晴れからの空気の乾燥がいっそう強くなります。湿度が30〜40％だと、コロナは空気中にエアロゾルとして長く滞留します。気温が低いほどウイルスは長生きします。

また、寒くなれば窓を閉めドアを閉めることになりますので、密閉空間が多くなってきます。そこで暖房を入れれば一層空気が乾燥します。

昔の石油ストーブにやかんをのせた暖房が一番良いのですが、今そういった暖房をする家庭は無く、ガスやエアコンのような電気によるクリーンヒーターが主流です。

これらは、皆空気を乾燥させ、部屋の湿度を20~30%にします。これに対しては、加湿器で湿度をコロナ消去に最適な60%位にすることが必要です。

しかしながら、実際各部屋でこれを実践することはとても難しいようです。企業でも部屋が大きすぎることや、定期的に加湿器に水を入れる人がいない場合が多いようです。産業医として職場巡視をしていると、ほとんどの職場で60%までの加湿ができていません。

家庭においても、各部屋にそれぞれ加湿器で60%キープは同じように難しく、空気清浄機設置まで入れると経済的な負担が大きくなります。

要するに、冬場は、私たちが3密を避けるよう心掛けても、冬場は環境的に

3密の危険度が増してくるということです。ですから、私たちは12月から2月までの冬場に、大変困難な状況に陥る可能性が高いのです。

第30章　日本の新型コロナ感染症の動きは世界でのスペイン風邪の動きに似ている

これは、第13章でも述べましたが、スペイン風邪の第2波は第1波より死亡者が多く、1918年の晩秋から1919年の冬に大流行し、その死者は4000万人とも5000万人とも、あるいはそれ以上といわれています。しかも、その第2波の致死率は第1波よりも10倍高かったとも言われています。また第2波は老人よりもむしろ若年層が死亡したようです。

日本においては、ヨーロッパでのスペイン風邪の第1波が日本での第2波となりました。日本は第1波（感染者約2100万人、死亡者約26万人）で多くの人が感染しパンデミックになりました。

第2波では、感染者240万人となり、やや少数となりました。死亡者は約12万人となりました。しかし、その死亡率は何と第1波の約4倍に跳ね上がったのです。

しかも不思議なことに、世界・英国でも日本においても、第2波では免疫力が強いはずの、比較的若年層で死亡者が増加しているのです。

おそらく、基本的にはウイルスが変異を起こし致死率の高いものになったと考えられますが、他の要素も色々あると考えられます。

これは私の勝手な予想ですが、サイトカインストームが関係しているのではないかと思います。やはり、最初から述べている漢方の出番です。また、若い人には免疫反応が過剰になる人が多いからではないかと考えています。

免疫細胞の中にサプレッサーT細胞というリンパ球があります。これは過剰な免疫反応を抑える役割をしています。

病源体と免疫との戦いには、ヒスタミンなどの炎症を促進する物質が出ます。また殺菌力のあるペルオキシダーゼなどは、多くの活性酸素を撒き散らします。

これらが過剰になると正常な組織や細胞が傷害され、それらに対する炎症反応で、肺炎や血栓症などが起こり、感染症が重篤になるのです。

サイトカインストームに対する抗炎症作用のある漢方は、森道伯の一貫堂の漢方医学に見られます。体質は臓毒証、瘀血証、解毒証に分けられます。感染症による体質は解毒証と関係があります(図19)。

解毒証は炎症を起こす体質で、昔は結核体質、現代はアトピー体質というところです。そしてまさに今はCOVID-19によるサイトカインストーム体質のことになります。

今後の第2波、第3波あるいは第4波には、サイトカインストーム対応のこの解毒証体質の漢方薬がますます必要となるのではないでしょうか。

森道伯（１８６７年～）

スペイン風邪で活躍する。インフルエンザを胃腸型（香蘇散加茯苓白朮半夏）、肺炎型（小青竜湯加杏仁石膏）、脳症（升麻葛根湯）に分けそれぞれの漢方で治療した。

３大証（体質で分け漢方を決める）

瘀血証体質（通導散）

臓毒証体質（防風通聖散）

解毒証体質

（柴胡清肝湯）

（荊芥連翹湯）

（竜胆瀉肝湯）

図１９

新型コロナ感染症に有効とされている漢方生薬には、これらサイトカインストームのような、免疫反応の暴走を阻止する効果のあるものが多いのです。

第31章　起死回生の薬！・ステロイド
―人は現病よりも合併症で死ぬ―

これは漢方薬の話ではありませんが、私が若い頃、医療過疎地で働いていたことがあります。そこはやはり高齢者が多く栄養不良と寒さで、容易に風邪から肺炎になる人が多くいました。

重篤になると細菌による二次感染を起こし肺炎になるので、ウイルスは殺せませんが、細菌を殺すために抗生物質を使います。

それでも治らなかったら、心不全を合併していると考え、酸素は最初からですが、強心利尿剤（特にジギタリス）を使います。高齢者では容易に肺炎から心不全になることが多いので、心不全の治療検討には欠かせません。

しかし、残念なことに、それでも治らず患者さんの家族に「もうすぐ亡くなると思いますので、関係家族の方にお知らせ下さい」と言うことがあります。そんな時、最後の手段としてステロイドを大量に使うことが有ります。そうすると奇跡的に肺炎が改善してきて治ることが有ります。

私が入局した教室は、内分泌や自己免疫疾患、喘息などの呼吸器が専門でした。ですから、当時の主な治療薬はステロイドホルモンでした。

要するに、自己免疫や喘息などのアレルギー炎症には、ステロイドがよく効くわけです。

もう45年ほど前のことですので、当時ははっきりした理論も根拠もありませんでしたが、それは教授の経験談からのお話でした。

ある日の医局会で、教授は自分の研究と経験から「ステロイドは起死回生の薬だ。最後と思ったときに思いっきり使え！」というお話がありました。

何気なく教授が言った言葉でしたが、その得意げな顔と確信を得た顔は、かなり私の心に印象として残りました。

ある時、これも過疎地での病院勤務の時、夜中に往診で呼ばれました。大きな座敷の奥に通され、そこには70歳から80歳くらいの老人が（今や私も71歳ですが）寝かされていて、その患者は倒れてすでに数日が経っているとのことでした。意識は無く虫の息のような状態でした。診察して脳卒中であることがわかりました。大きい広間の周囲には親戚や近隣の数十人の人達が、臨終の最期を見守るように取り囲んでいました。

私は脳出血と脳浮腫のため意識が無くなっていると考え、教授の言葉通り起死回生の速効型のステロイドを大量に打ちました。

ゆっくり静脈注射をしていると、終わる頃に老人の目がパッチリと開

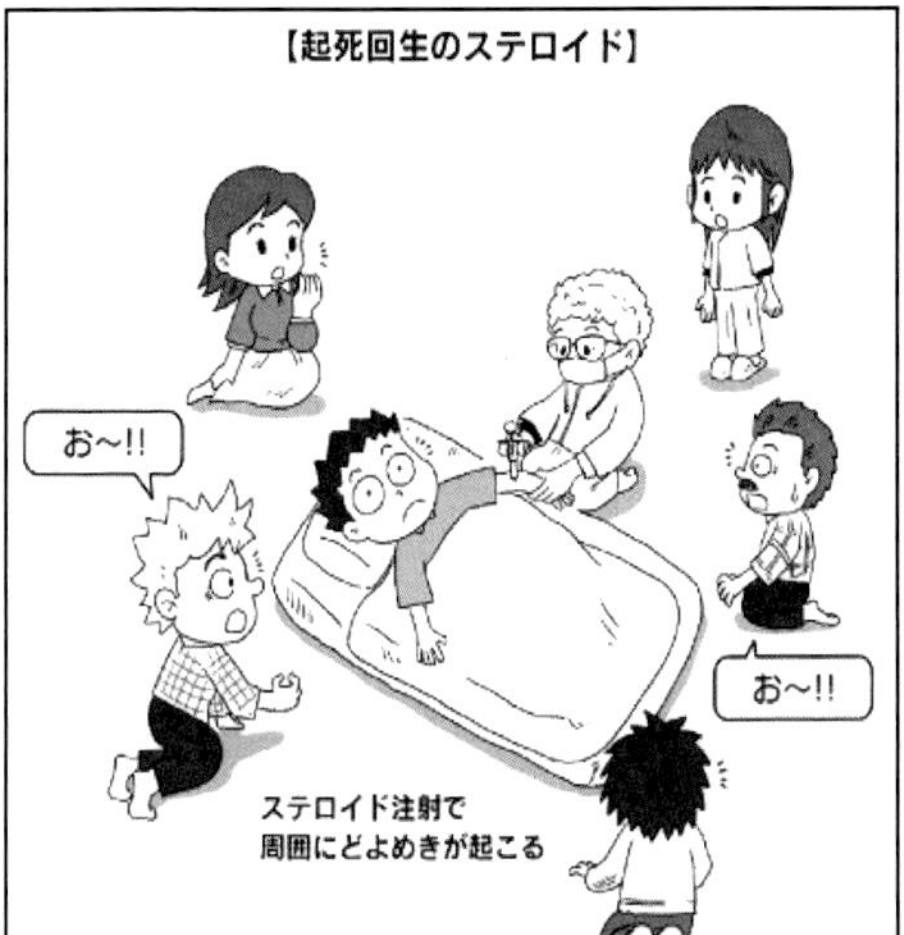
【起死回生のステロイド】
お～!!
お～!!
ステロイド注射で
周囲にどよめきが起こる

きました。一瞬、「オオー」というどよめきが周囲から起こりました。

最後の脈を見て貰おうと思っていたのが、老人のよみがえりに皆とても驚きました。ステロイドにより脳の浮腫が急速に改善し、意識が回復したわけです。

第32章　コロナ肺炎にも効くデキサメサゾン

WHOは2020年9月2日に、重症の新型コロナウイルス感染症者に対するステロイド投与のガイドラインを発表しました。

これは、新型コロナ患者に6mg／日のデキサメタゾンを経口投与するということです。経口投与ができなければ静脈注射で入れます。その治療期間は約1週間程度です。

先述したように、ウイルスが原因でも肺炎を起こした時は、細菌による2次感染の治療が主体となり、むしろ細菌感染の治療薬の抗生物質で治療します。

また、重症になり、心不全を合併する時は強心利尿剤を使います。当時はジギタリスを使うためジギタリゼーションと言っていました。当然、酸素も必要です。

しかし、それでも肺炎が治らない時には、速効型のステロイドを使いました。ステロイドは炎症やそれによる浮腫を防ぎます。

肺の過剰な炎症や浮腫が取れると、血流が良くなり酸素も届き、炎症産物のデトックスもできるようになります。また抗生剤が効くようになります。

このように、コロナの肺炎だけではなく、一般的なインフルエンザや細菌性肺炎においても強心利尿対策やデトックス的な治療も必要なのです。

私たちの時代には、サイトカインストームという概念がありませんでしたが、何となく経験的にステロイドを肺炎によく使用していたわけです。

ですから、WHOが特別なことを言い出したわけではないと思います。むしろ遅きに失した位なのです。

ただ、ステロイドを急に止めるのは望ましくないと思います。肺炎の様子を見ながら増減して使うのが当時の方法でした。

第３３章　麦門冬湯（ばくもんどうとう）はコロナ肺炎の特効漢方薬

昔市内にある診療所の所長をしていた時、風邪にかかった後、なかなか空咳が止まらない女性が来ていました。西洋薬では咳は止まらないようでした。私はすぐに麦門冬湯を処方しましたが、彼女の１カ月間以上続いていた咳がすぐに治ってしまいました。

このように、長く続く乾燥型の慢性の空咳には麦門冬湯(図２０)が１番です。経験的に５人中４人に効果があります。

これを使ったら、医師はその効果が頭から離れなくなり、治りの悪い風邪など、すなわち何時までも続く空咳などの呼吸器疾患では、必ずといっていいほど使います。

麦門冬は、肺を潤す作用があります。秋から冬にかけて湿度がかなり低下します。乾燥

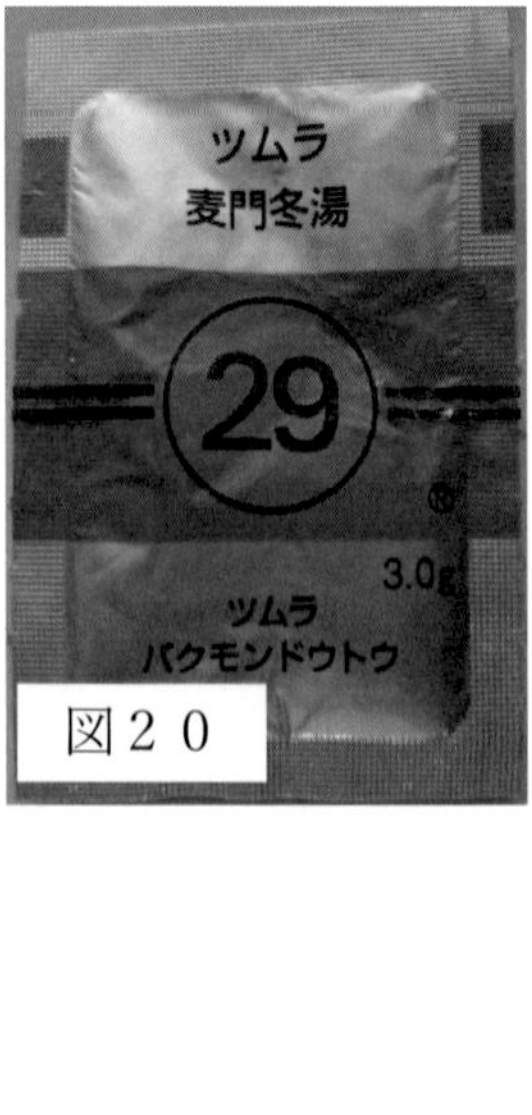

図２０

した大気は肺機能を傷めその機能を低下させます。

冬になれば呼吸器乾燥による空咳だけでなく、咽頭粘膜や声帯まで乾燥してしまいます。乾燥により咽頭や声帯、肺の防衛機能が低下すると、インフルエンザや新型コロナウイルスに罹り易くなります。

上気道から肺にかけての粘膜が冬場に乾燥することが、冬場のコロナウイルスに感染しやすい理由の一つになります。空気の乾燥はコロナも長生きしますが、生体側の乾燥も大いにマイナスになります。

(図21)は、麦門冬が生えているところですが、何故か多くは水がよくたまるような所にできています。日本では龍の髭とも呼ばれています。

ちなみに、漢方薬麦門冬湯は、人参

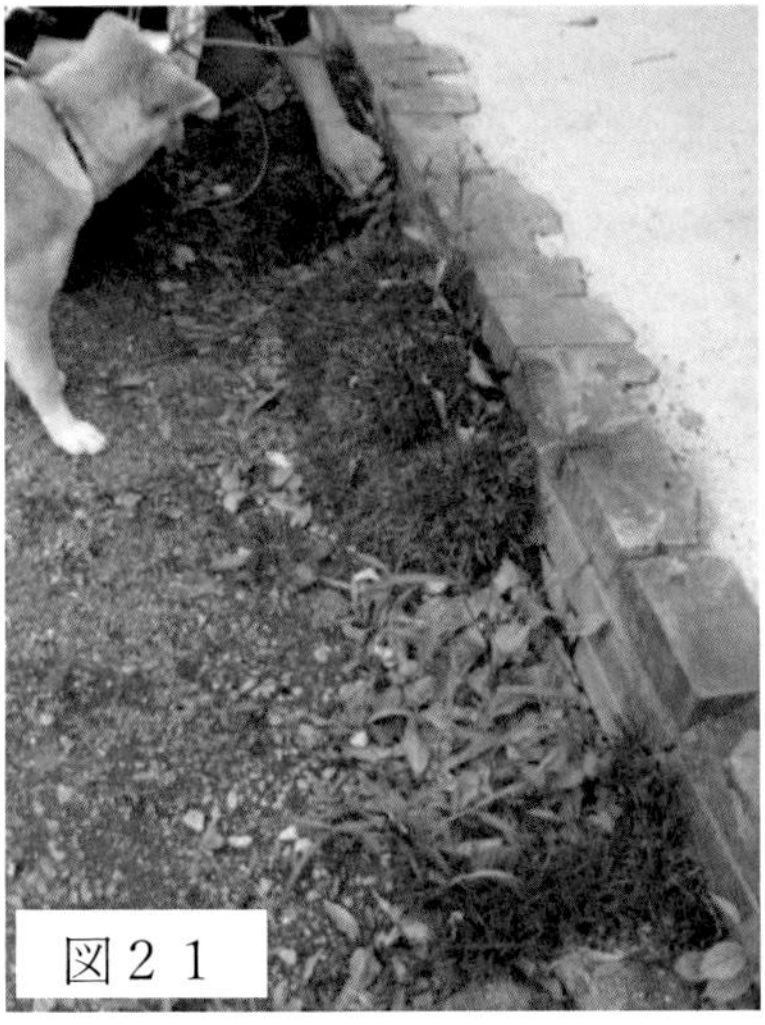

図21

（にんじん）や半夏（はんげ）、甘草（かんぞう）などの止咳、去痰作用のある生薬も含まれています。集中的に呼吸器を攻撃するコロナ感染期間中には、できるだけ飲んでおきたい漢方です。

コロナにかかると血中の酸素濃度が低下していきます。今では簡単にＳＰＯ２（動脈血中の酸素飽和度）（図２２）が測定できる商品もあります。平常９６～９９％）より２％下がったら麦門冬湯です。

麦門冬湯を呼吸が悪いコロナ患者に処方して、数日も経たないうちに「息が楽になりました」ということを聞くと、患者はもちろんでしょうが、「これで助かると」いう気持ちで、主治医も胸をなでおろす安堵感です。

とにかく、冬場における身体の乾燥と湿度の低下は、最も感染率が高くなり危険となります。職場はもちろん家庭内感染を防ぐため

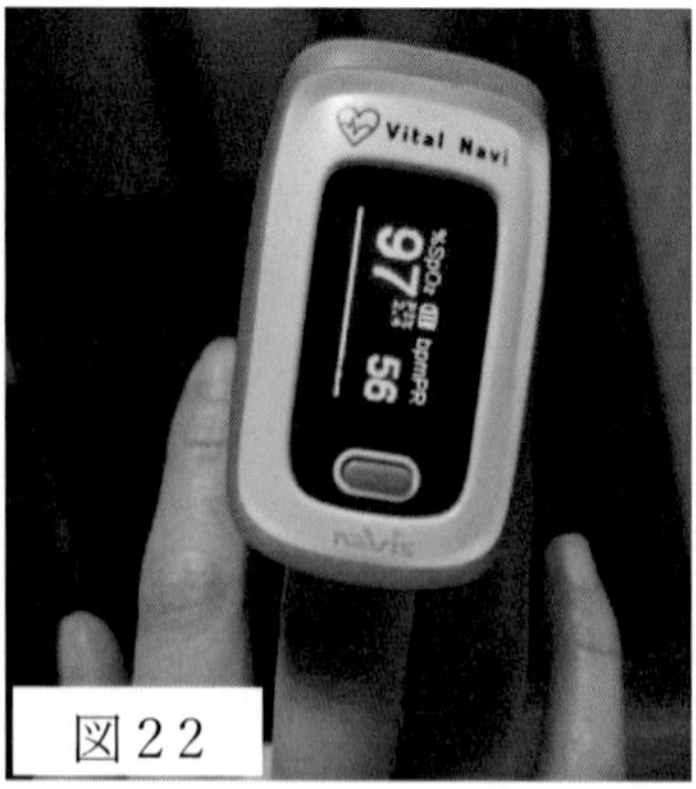

図２２

にも、加湿しておくことや温かいお茶を飲むことは重要なことです。

第34章　ビタミンDは冬場のコロナ感染症のパンデミックを防ぐ救世主

少し漢方の話と話がそれるかもしれませんが、冬場のコロナ感染を防ぐ重要なビタミンがあります。

これは先に述べたコロナ感染による、サイトカインストームの防止という点で重要です。また冬場のコロナ感染防止という意味でも重要です。

最近の研究で、コロナ感染症者の重症化とビタミンDの血中濃度の関係が明らかになりました。

コロナ感染症の重症化とビタミンDの血中濃度は反比例します。すなわちビタミンDが少ない人はコロナに罹りやすい上に、罹ると重症化したり死亡したりするということです。

逆にビタミンDの血中濃度が高ければ（30～50ng／ml が理想）、コロナにほとんど感染しないようです。骨粗鬆症の高齢者にビタミンDを測ることがありますが、30ng／ml（75nmol／L）を超えている人をみた事がありません。高齢者がコロナに罹りやすいのも、この理由かもしれません。

一般的に、ビタミンDが不足すると呼吸器感染やガン、自己免疫疾患、周産期の疾患に罹りやすくなります。ビタミンDが20ng／ml（50nmol／L）以下になると死亡率が上昇するといわれています。

ビタミンDは、自然免疫の代表格でもあるマクロファージの活性化と関係があり、抗ウイルス効果のあるカテリシジンの産生を高めます。

また、ビタミンDは暴走する細胞性免疫を制御し、先に述べたサイトカンストームを防ぐ作用をします。

ビタミンDは、食事からビタミンD2（乾燥シイタケなどの植物性食品）とビタミンD3（鮭、アンキモ、卵、肝など動物食品）に多く含まれています。

また、日光の紫外線（UVB）がヒトの皮膚にあたると皮膚に存在するプロビタミンD3が活性型ビタミンD3になります。

これらのビタミンが、免疫を高めガンやインフルエンザなどに対する予防効果として言われていましたが、コロナ感染症においても確認されました。

ここで大切なことは、紫外線のＵＶＢが皮膚に当たると活性型のビタミンＤ３ができるということです。すなわち日光浴にはコロナ感染を防止する可能性があるということです。

冬場の空気の乾燥や部屋の密閉、体温低下は冬場のパンデミックの原因となります。しかし、冬場のＵＶＢは夏場の５分の１に低下することの方が大きな原因となり得るのです。

ですから冬場こそ、感染防止のステイホームはまずいのです。何故かというと、紫外線による活性型ビタミンＤ３の合成が低下し、よりコロナに罹りやすく、重症化しやすくなってしまうからです。

冬場こそ外に出て、日光を浴びて活性型ビタミンＤ３を作り、冬場の旬であるシイタケや鮭など、ビタミンＤの多い食べ物をとることが重要です（表５）。

だから案外、冬場にウイルス感染症が多くなり、パンデミックになるのは、低温や空気の乾燥や、密閉され環境が3密になるからというより、むしろ日光の紫外線が夏場の5分の1になり、ビタミンD3が作られず、免疫機能が落ちてしまうということが主要因かもしれません。

ですから私は昔からシイタケやキクラゲを作っていますが、むしろ少し日がさす所で栽培しています。現在乾燥シイタケも電気の温風乾燥

紫外線とビタミンDの関係

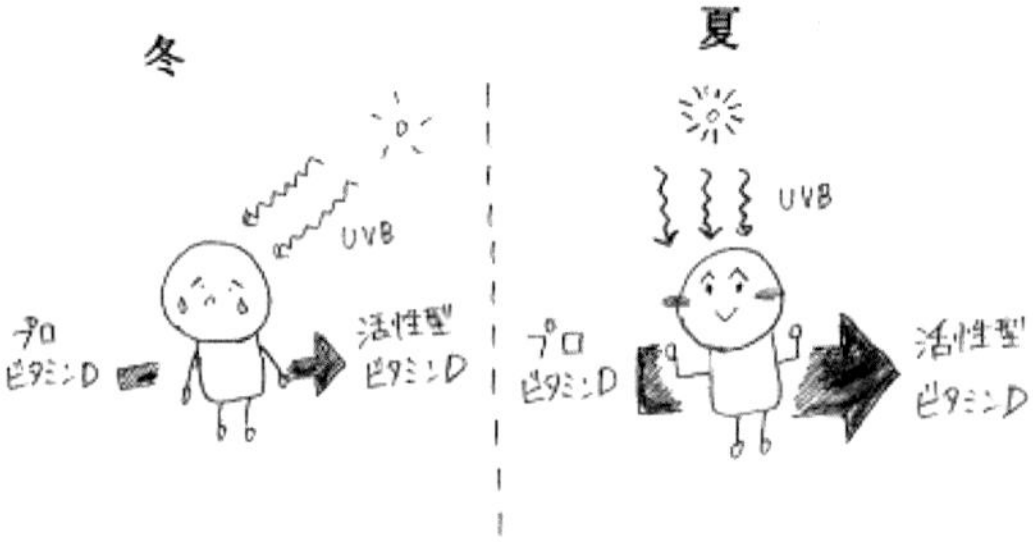

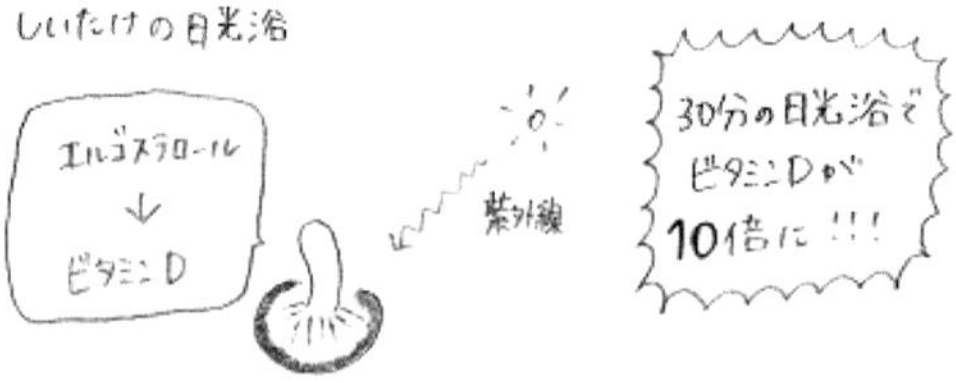

1日のビタミンD摂取の目安量

8.5μg/日 (18歳以上)

日本人の食事摂取基準(2020年版より)

ですから、使う前には再度少し日に当てる必要があるかと思います。
（図２３）（図２４）（図２５）。

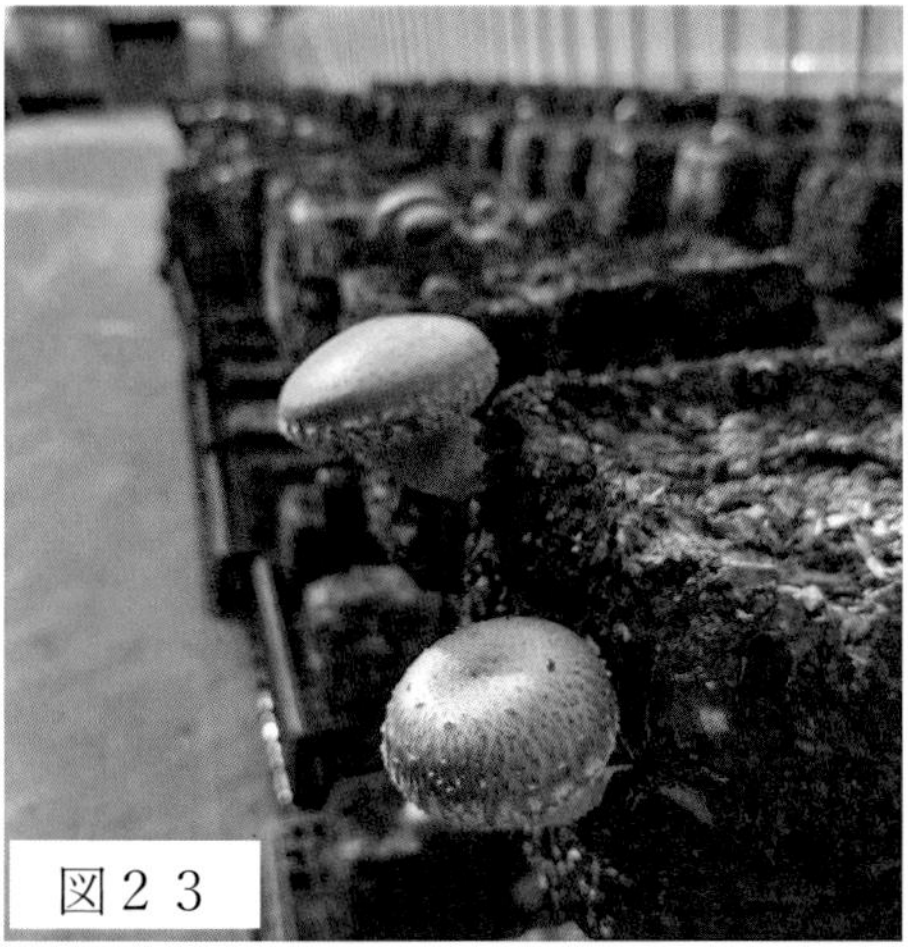
図２３

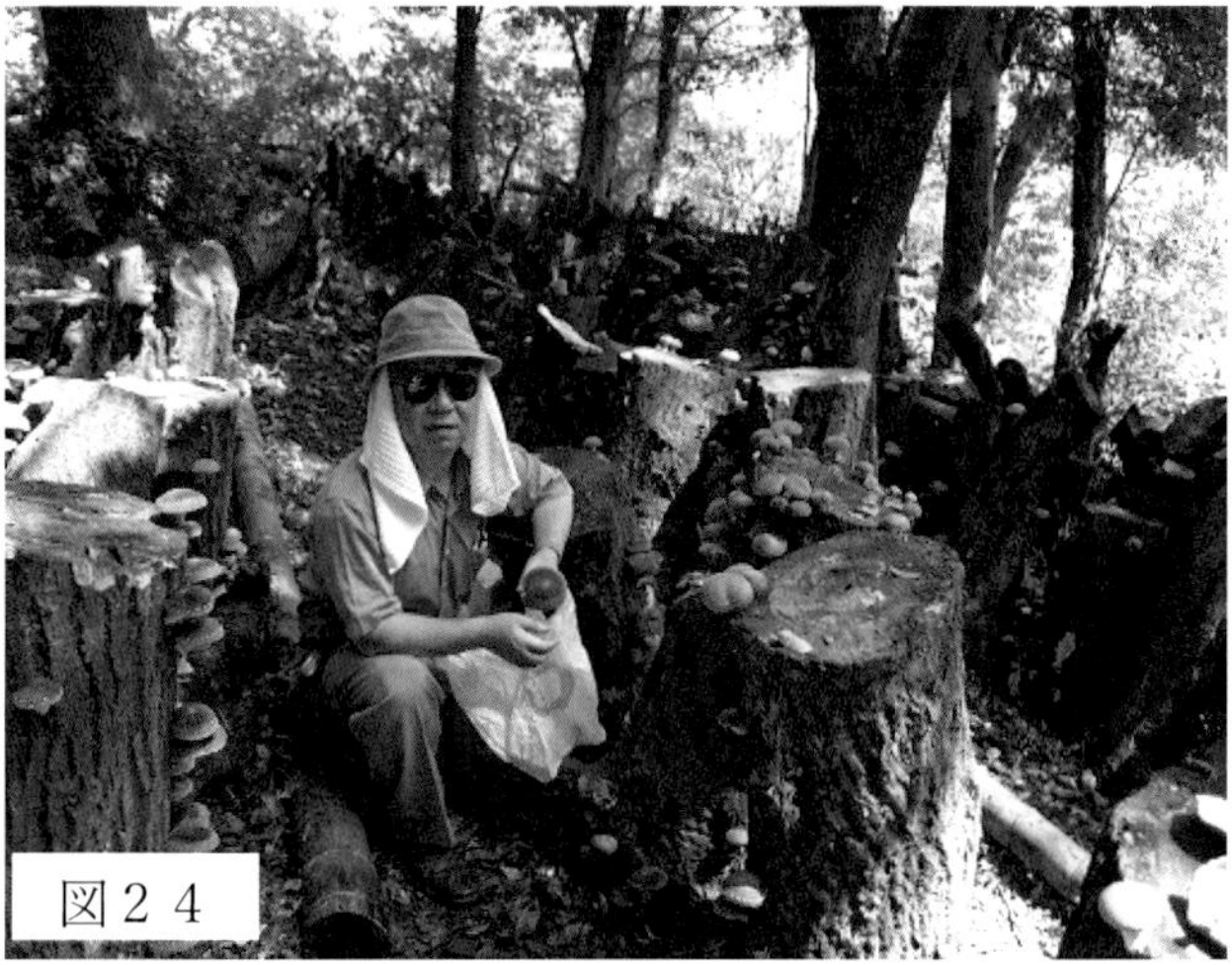
図２４

図２５

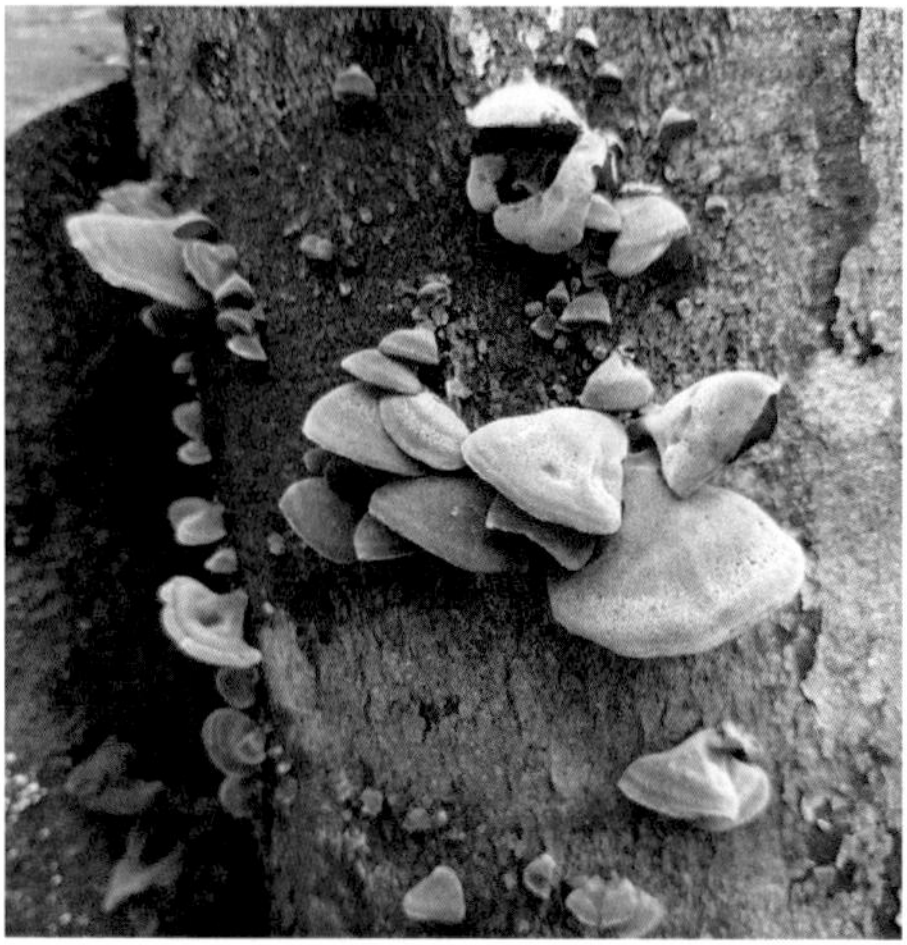

表５

ビタミンDを多く含む食品	
ビタミンD2	ビタミンD3
きくらげ	サケ
しいたけ	サンマ
エリンギ	イワシ丸干し
舞茸	牛レバー
しめじ	にしん

第３５章　実証タイプと虚証タイプ

それでは、漢方家族について少し集中して書いていきたいと思います。皆さんもそれとなく分かるように、元気で明るく積極的な人と、どちらかというと静かなタイプで大人しく、インドアの人がいます。

東洋医学的には、前者を実証タイプ、後者を虚証タイプといいます。陰陽五行でいえば、実証の人が陽で虚証の人が陰ということになります。

この体質の違いで使用する漢方薬も大きく異なります。たとえば、「風邪と思ったら葛根湯（かっこんとう）（図２６）」とよく言われますが、初期はともかく虚証の強い人には香蘇散（こうそさん）（図２７）を使うこともあります。

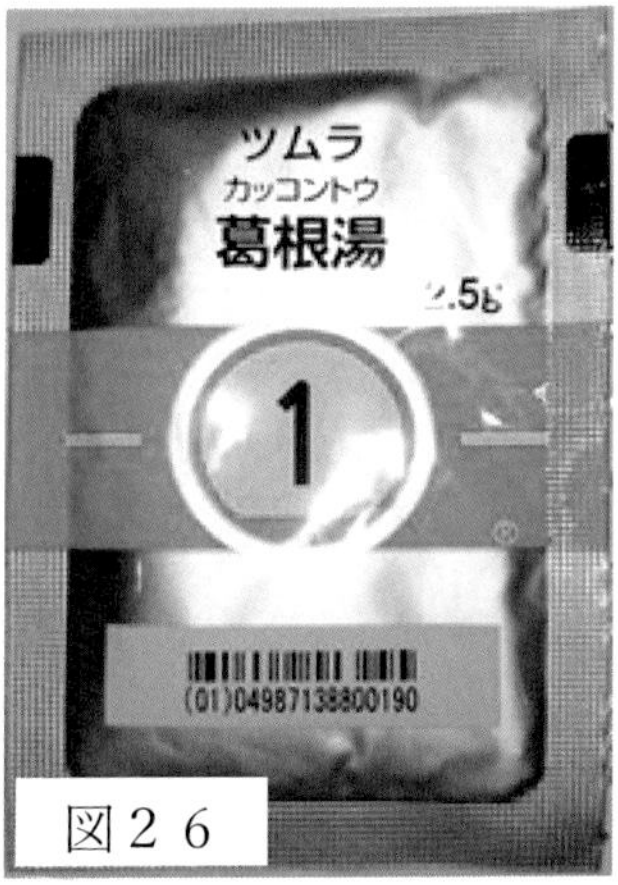

図２６

また、実証タイプの人でも、年を取ってしまうと虚証になってしまいますので、そんな時は、麻黄附子細辛湯（まおうぶしさいしんとう）（図２８）という漢方薬を使います。

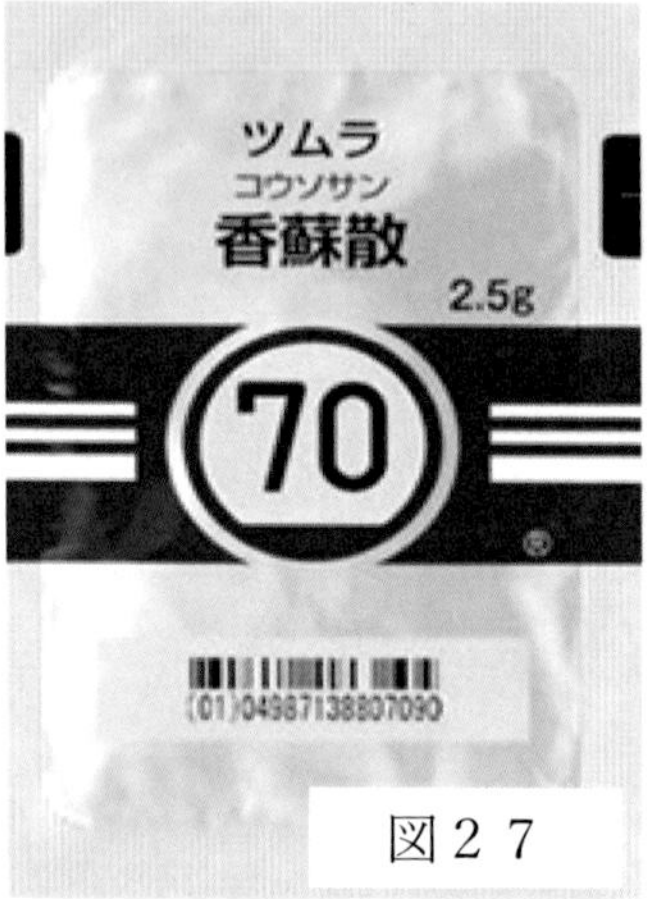

図２７

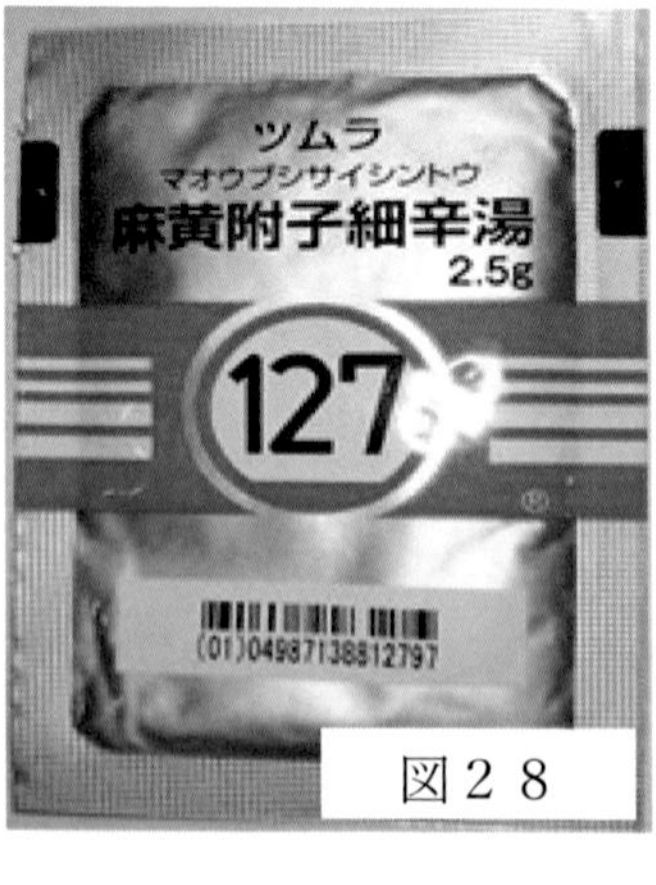

図２８

それぞれの体質の特徴を（表６）にまとめました。

表 6

漢方薬名	患者のタイプと使う時期	効果の特徴と注意
麻黄湯（まおうとう）	元気な人で風邪の初期、高熱でも汗の出ない人	初期の高熱に有効、身体の弱い人や心臓の悪い人は注意
葛根湯（かっこんとう）	比較的元気な人で最も多くの人に使われる。風邪の初期に使う	風邪には早く使えば使うほど効果的、2～3日までが有効期間
桂枝湯（けいしとう）	風邪の初期で汗の出る人で、体力は普通タイプ	初期を過ぎた中期の人は小柴胡湯（しょうさいことう）、時期不明は柴胡桂枝湯でも良い
麻黄附子細辛湯（まおうぶしさいしんとう）	体力のない人や高齢者等に用いる。寒気の強い人	酷くはないが微熱が続く場合
麦門冬湯（ばくもんどうとう）	風邪が治っても咳が長く続き治らない場合。これを使うと名医といわれる	身体が冷えると出る咳。布団の中にはいると咳が出る場合
五苓散（ごれいさん）	小児科の風邪薬だが大人でも良い。嘔吐下痢症に効果的	嘔吐の強いときはお湯に蜂蜜を入れて、エキスの上澄み液を飲ませる。

このように、風邪を引いた時でも、「罹ったかなと思ったら葛根湯」ではなく、体質に応じたあるいは年齢や病相に応じた漢方薬を使うのが漢方療法なのです。新型コロナ感染症の漢方療法についても同じことなのです。

たとえば、私の家内は実証タイプなので、実証タイプに使う大柴胡湯（だいさいこと う）を常備薬としています。私の場合はアレルギーもあり、虚証から中間証に使う小柴胡湯（しょうさいことう）を使っています（図29）。

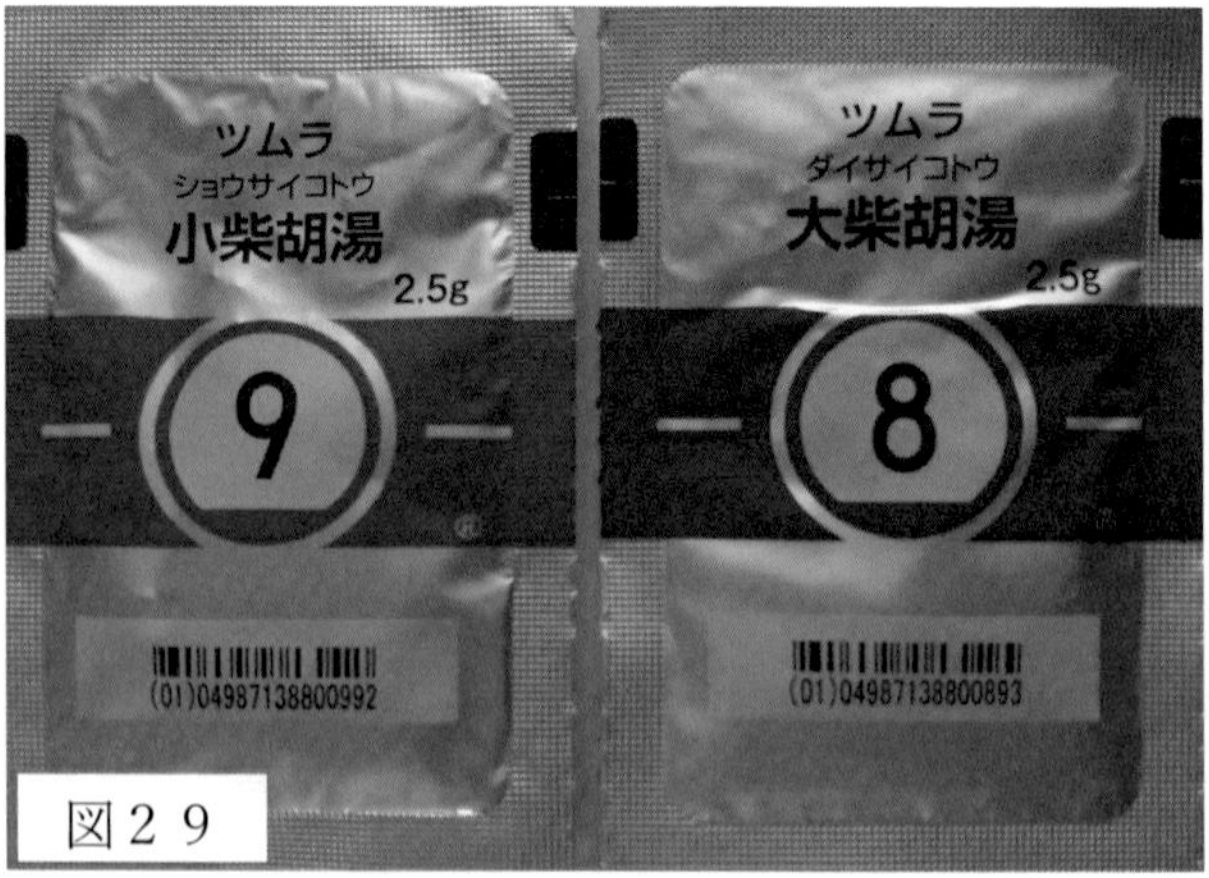

図29

イラストのように、実証タイプの人は暑がりで、クーラーを好みます。よく食べて、よく寝ます。虚証の人は寒がりで食欲もそれほどなく、パワー不足で何となく元気がない印象です。

実証タイプの人は、中高年でその特徴が出現し、虚証タイプの人は高齢になるとその特徴が出現します。

これに、漢方療法では六病相というのがありますが、これはすでに第１０章で説明しているので省きます。３８ページを参照して下さい。

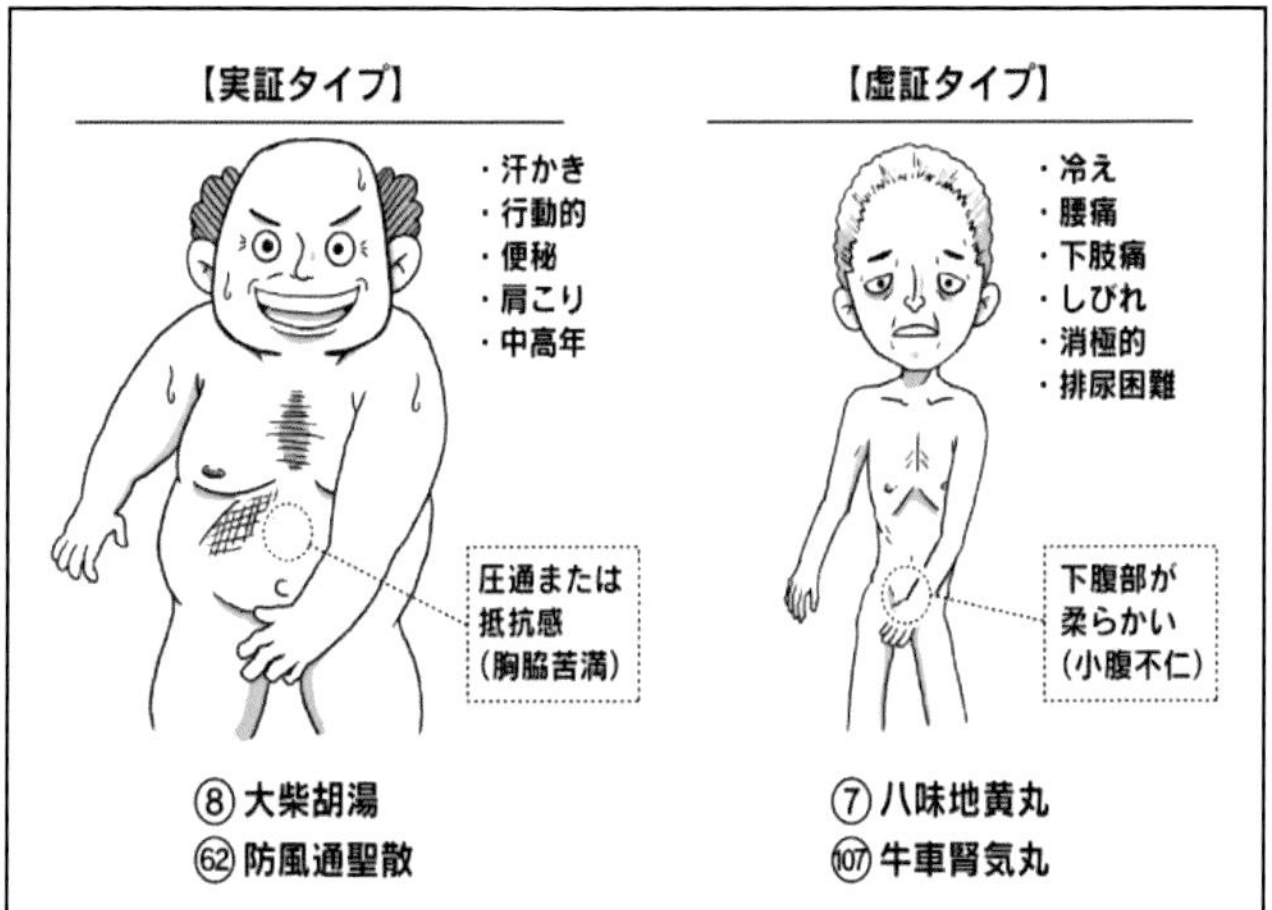

第３６章　気・血・水は東洋医学の独特な考え方

気血水（きけつすい）について書くと本が終わってしまうので、新型コロナ感染症に絡めた点を中心に述べたいと思います。特に気については、少し変わった表現になるかと思います。

気血水は漢方医学において、病気の原因と病態と治療において、基本的なそして重要な理論となります(図３０)。

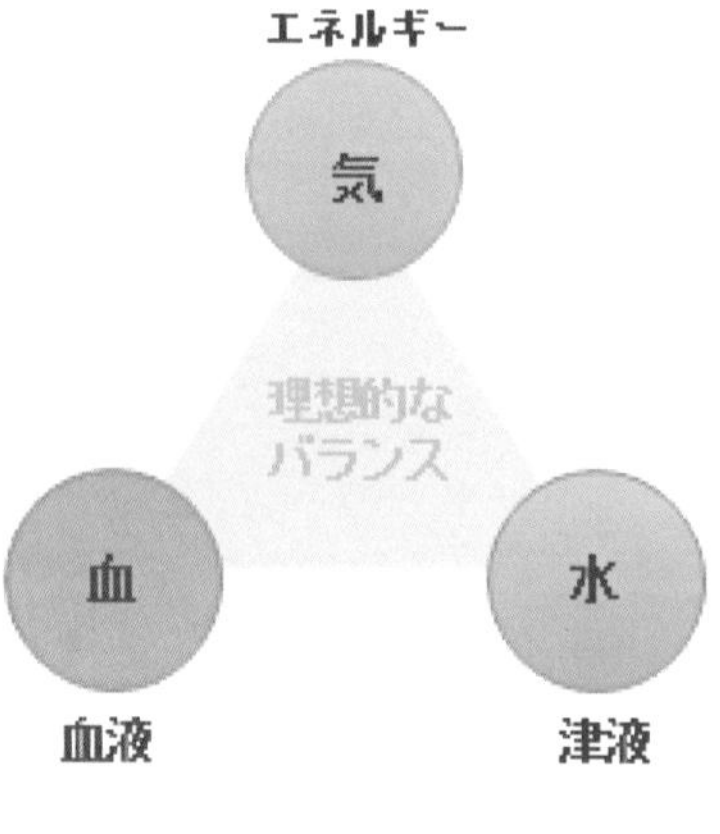

図３０　東洋医学の人体の三位一体

気血水は五臓（肝・心・脾・肺・腎の5つの臓器）を通して協調して働き、相生・相克の形でその臓器間の機能のホメオスタシス（恒常性）を気血水と同じように高めています（図31）。

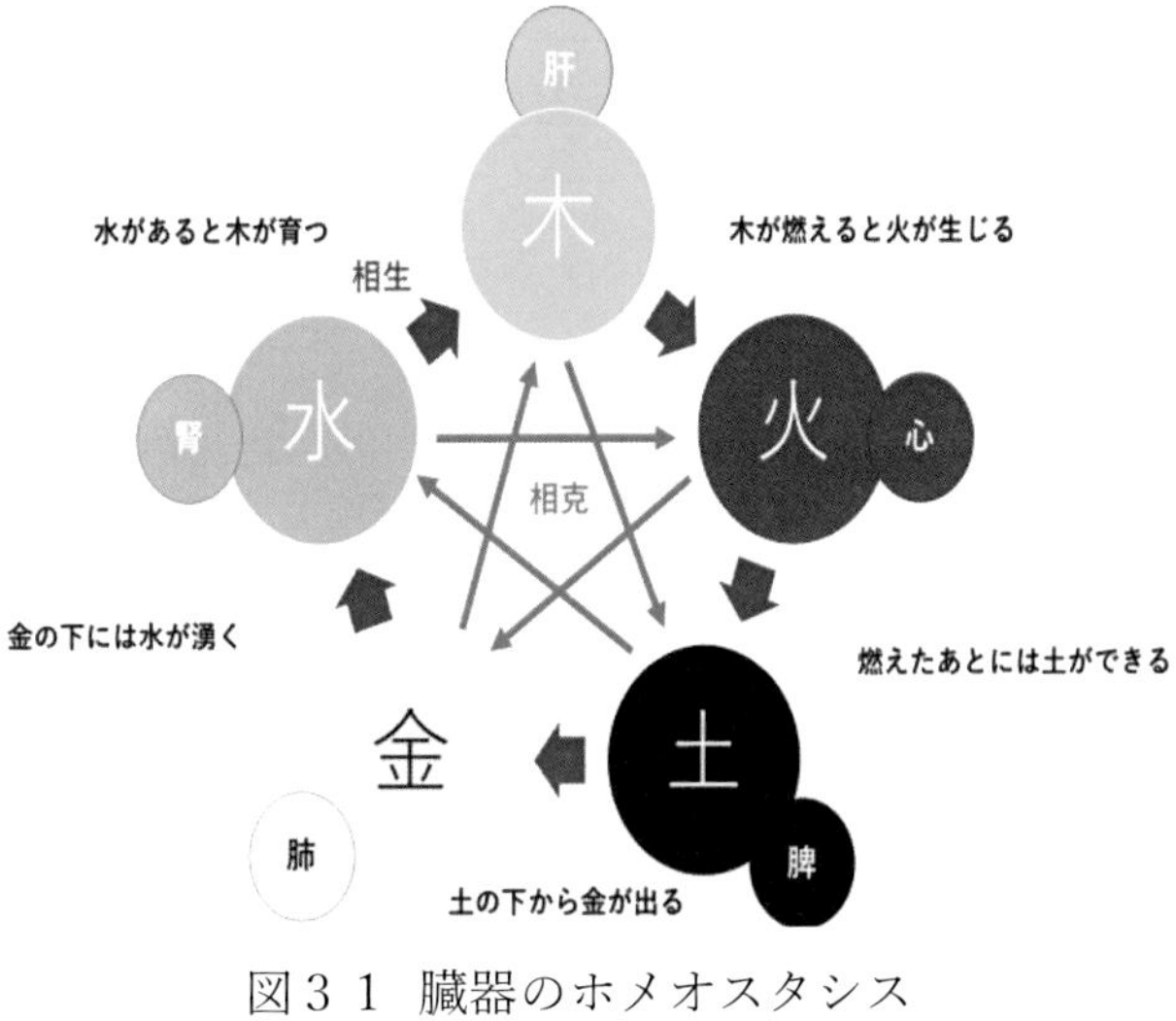

図31　臓器のホメオスタシス

これらのバランスやホメオスタシスが崩れた時、色々な病気に罹りやすい状態になります。この状態を未病といいます。それらが、ストレス対策や食事療法などで改善しないと、未病の時期が終わり、病気になってしまい、さらに重篤になっていくこともあります。

気血水の状態は人によって違いますので、家族一人一人が異なる漢方を服用するか、あるいは異なる食事療法を行って、その機能の過剰あるいは低下や不足を補っていかなければなりません(表7)。

漢方家族においては、このことがとても重要になります。特に家族は同じ食事をしているので、家族の誰かにとっては望ましくない食事になっている可能性があります。

できるだけ早めに自分の体質を知り、食べるべき食事内容や漢方薬を知っておくことが、コロナ感染症と戦う基本となります。

表7

気・血・水のアンバランスを調整する漢方と食べ物

	状態	名称	症状	よくほめられる漢方	おぎなう食品
気	不足	気虚(ききょ)	気がだるい 意欲低下	補中益気湯 十全大補湯	山芋、豆類、シイタケ、朝鮮人参
	過剰	気滞(きたい)	イライラ、のぼせ、興奮	柴胡加竜骨牡蠣湯 桂枝加竜骨牡蠣湯	しそ、シナモン、みかん
血	不足	血虚(けっきょ)	冷え性、不眠 倦怠感、立ちくらみ	当帰芍薬散 温経湯	レバー、ほうれん草、牛肉、人参
	過剰	瘀血(おけつ)	のぼせ、不安、月経痛 頭痛、肩こり	桂枝茯苓丸 桃核承気湯	ショウガ、にんにく、玉ねぎ 納豆、ニラ、ニンニク
水	不足	津虚(しんきょ)	睡眠不足、胃腸炎 肌が乾燥する	麦門冬湯 五苓散	ゴマ、きくらげ、クコ
	過剰	水毒(すいどく)	むくみ、めまい 頭痛、吐き気	苓桂朮甘湯 真武湯	トマト、豆腐、すいか、冬瓜

第37章　気の理解については量子力学的考え方が必要

気血水の中でも最も重要なのは気です。気は身体では経穴、経絡に沿って流れています。これは神経の走行に近い所が多いですが、365の経穴と14の経絡に沿って気は流れています。

もちろん眼には見えませんが、鍼灸師たちは針を使ってこの流れを調整し、関連した臓器の機能不全を治します。

量子力学では、物質のエネルギーは(図32)のように表されます。すなわち物質とその見えないエネルギーは共存しており、私たちの気も次元の異なる世界と関係があるのです。

物質でありながら、1番エネルギーの形で現れやすいのは波動の性質でもある電子です。電子は神経を流れているので、脳神経は気の影響を受けやすくなります。気落ち、気鬱、元気、弱気、勇気など精神的な機能の言葉はこの気が関係しているのです。

質量とエネルギーの関係方程式

$$E = MC^2$$

E はエネルギーのジュール、**M** は質量
C は光の速度、２は２乗ということ。アインシュタインが１９０７年に発表した相対性理論。物質は光や熱などの眼に見えないもの変わり得るということ。逆もあり。

$$-\left(\frac{\hbar^2}{2m}\left[\frac{\partial^2}{\partial x^2}+\frac{\partial^2}{\partial y^2}+\frac{\partial^2}{\partial z}\right]+U(r)\right)\psi(r,\ t)=E\psi(r,\ t)$$

E：運動エネルギー
U(r)：ベクトル r での位置エネルギー
ψ(r, t)：ベクトル r、時間 t での波動関数
r は x、y、z の座標軸で表される（波形を意味する）
$\hbar = h/2\pi$（π は円周率）
m：質量
h：プランク常数のことで、光電効果により光を粒子と考えたときに振動数 ν の光の粒子のエネルギーは $h\nu$ で表される

図３２　**物を波(光)と考えたシュレディンガーの方程式**

そもそも、病気という言葉も「病は気から」と言うように、気が病んできて肉体の病気が生じてくるのです。もちろん気が弱ると、自律神経の病気などが一番に生じてきます。

気には、先天の気と後天の気があります。先天の気とは生まれつき持っている気のことです。腎に源がありますが、老化すると腎虚になり先天の気が減少してきます。

後天の気とは、食事などの日々の栄養からできるもので、生きるエネルギーに直結しています。胃腸の働きと大いに関係があります。

元々、気とは氣と書くのが正しいのです。穀物が胃腸により消化され、ミトコンドリアという人体の発電所のようなところで、エネルギーに転換されます。それが後天の気のエネルギーと言っても良いでしょう。

気を補う漢方薬として、四君子湯（しくんしとう）や六君子湯（りっくんしとう）（図３３）などが胃腸の漢方薬として処方されます。

しかし、その主な目的は後天の気を十分に取り入れることを手助けするのです。

第３８章　コロナとの勝敗は気で決まる

気は分類すると、衛気（えき）・元気（げんき）・宗気（そうき）・営気（えいき）の４つに分けられます。これを四気（しき）といいます。


この中で、最もウイルス感染と関係するのは、防御作用の役割を持っている衛気です。病気のことを東洋医学では病邪と表現し、邪気に犯されたと言うこともあります。

風邪のことも（かぜ）と言うのではなく（ふうじゃ）とも読めるでしょう。

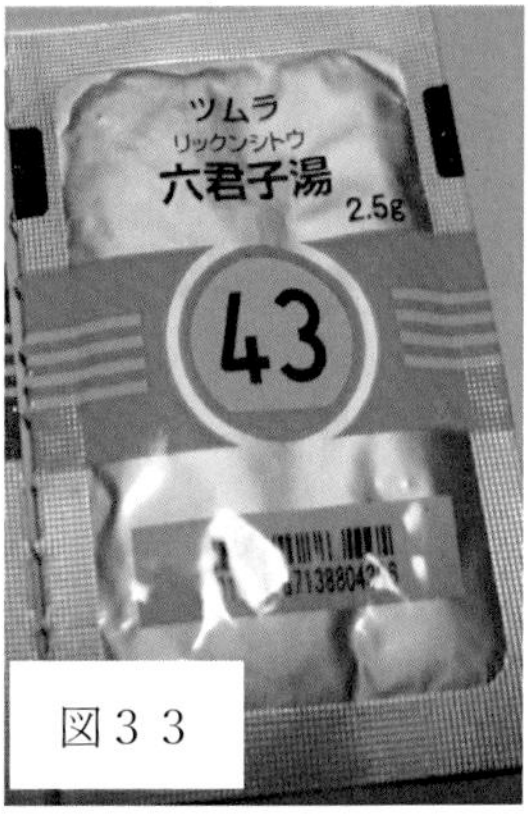

図３３

ウイルスは、外からやってくるので身体の表面のブロックが大切です。この役割を衛気が主に担っているのです。

また性器ヘルペスや子宮頸ガンをもたらす、ＨＰＶ（ヒトパピローマウイルス）やエイズウイルスを淫邪（いんじゃ）と呼ぶこともできるかもしれません。

要するに私の言いたいことは、ウイルスにも気や意思があるということです。ですから、邪気には正気で対応しようということです。

そのため、私たちはウイルスの邪気に侵されないように、人には「気をつけて！」と言うのです。ストレスで気を乱して弱くしてはいけません。

胃腸のことを東洋医学では脾と表現しますが、穀物などの食料や水分が脾で吸収され、津液や血液となって人体あるいは生命体の原動力となっています。

とにかく、これらの気が、私たちの活動に大いに働いているわけです。ですから邪気の意思をもつコロナに対抗するためにも、この気のことをよく知り、常に気を高めておくことが感染防止に重要です。

先天の気を含めて、これらを高める具体的な食事や漢方薬については、大切なことなので、もう一度（表7／111ページ）の気のところをじっくり見て覚えて頂ければと思います。

第39章　血流とコロナ感染症

コロナ感染症の経過において、気血水の血の問題、すなわち東洋医学でいう瘀血（血液がドロドロになること）にも関係していますが、BBCニュースで新型コロナウイルス重症患者の約30％に血栓が見られると発表されました。

血栓が脳に起こると脳梗塞、心臓に起こると心筋梗塞などが発症します。コロナに罹ると血管の内側にある内皮が傷害されたり、サイトカインストームにより血液が凝固したりします。コロナ感染による脳梗塞や肺炎、味覚異常も、この凝固系の異常による血流障害が原因となっています。

ですから、コロナに感染して重症化しないためにも、血液が瘀血状態（表8）にならないようにしておくことが重要です。

さきにも述べましたが、瘀血をとるには桂枝茯苓丸（ケイシブクリョウガン）（図３４）が１番です。他にも色々ありますが、食事では納豆、ニンニク、玉ねぎなどに血液サラサラ効果があります。（表９）

瘀血とは		
所見	症状	漢方薬
・唇が赤い ・手が赤い ・目の周りに クマができる ・歯茎が赤い ・舌の裏の静脈が 紫色に怒張している	肩こり 頭痛 冷え 便秘 めまい 動悸 月経不順	実証タイプの漢方 桃核承気湯 大黄牡丹皮湯 中間証タイプの漢方 当帰芍薬散 虚証タイプの漢方 四物湯 温経湯

表８

表9　血流を良くする食品と漢方生薬

1. 納豆（ナットウキナーゼ）
2. ニンニク（アリシン）
3. 青魚（DHA、EPA）
4. ナッツ類（ビタミンE）
5. 生姜（ジンゲロール、ショウガオール）
6. スパイス（ターメリック、クミン、コリアンダー）
7. 黒酢（クエン酸、メラノイジン）
8. コーヒー（TPA酵素の働きを高める）
9. 玉ネギ（ケルセチン）
10. 蕎麦（ルチンに毛細血管を強くし血流をよくする効果）

1. 桂枝茯苓丸
桂皮（ケイヒ）、芍薬（シャクヤク）、桃仁（トウニン）、茯苓（ブクリョウ）、牡丹皮（ボタンピ）
2. 霊芝
血液をサラサラにして粘りを減らし、血管を柔らかくする。主要成分であるガノデリン酸が
3. 朝鮮人参（田七人参）
高麗人参のサポニンは血小板凝集作用があり、全身の毛細血管の血流を改善する
4. 当帰四逆加呉茱萸生姜湯
5. 真武湯
6. 加工ブシ末

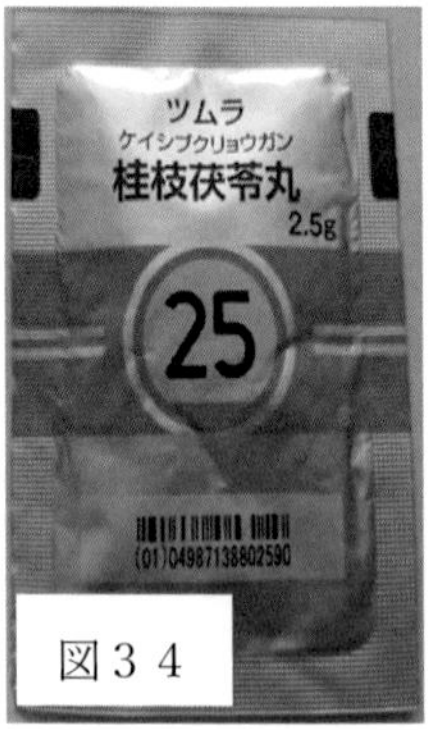

図３４

間食には焼き菓子など、グルテンの多いものや、オメガ6の植物油が使ってあるものは炎症を増強し瘀血を生じさせるので、避けたほうが良いでしょう。ナッツ類にあるビタミンEは血液循環の改善に必要なビタミンです。間食するなら、アーモンドやクルミがおすすめです。

また、血管を収縮させるタバコの吸い過ぎには注意がいります。身体を冷やさないこと、毎日風呂に入るといった日常の生活も大切です。

もちろん脱水は一番いけません。風呂上がりにはビールではなく、血液の流れを良くする霊芝茶や蕎麦茶などの健康茶が良いでしょう。

新型コロナ感染症において、高齢者が重症化するのは、日光に当たらないことにも大きな原因があると先述しました。

しかし、やはり高齢者は血管の動脈硬化が進んでおり、末梢まで酸素や栄養、リンパ球や免疫抗体が十分運ばれないことも起因しています。また、炎症性物質も血流が悪いとデトックスできずに合併症が起こりやすくなります。

血流がよければ水毒にもならず、気も巡りコロナウイルスに対する防衛力が強化されます。

もちろん、ストレッチ体操やウォーキングなどの、外部からの血流改善努力も必要です。職場などで長時間座ったままで仕事をするのは注意しましょう。

肉体労働の休憩は座ることですが、座位の仕事の人の休憩は歩くことです。

身体の外部からの血流改善方法は色々あります。

オフィスでの長時間の座位の仕事は、エコノミー症候群とまではいかなくても、下肢に水がたまり湯たんぽの反対である「冷水タンポ」になってしまいます。

足から身体が冷えると

【オフィスで足の冷えを防止する方法】

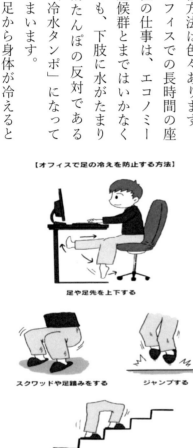

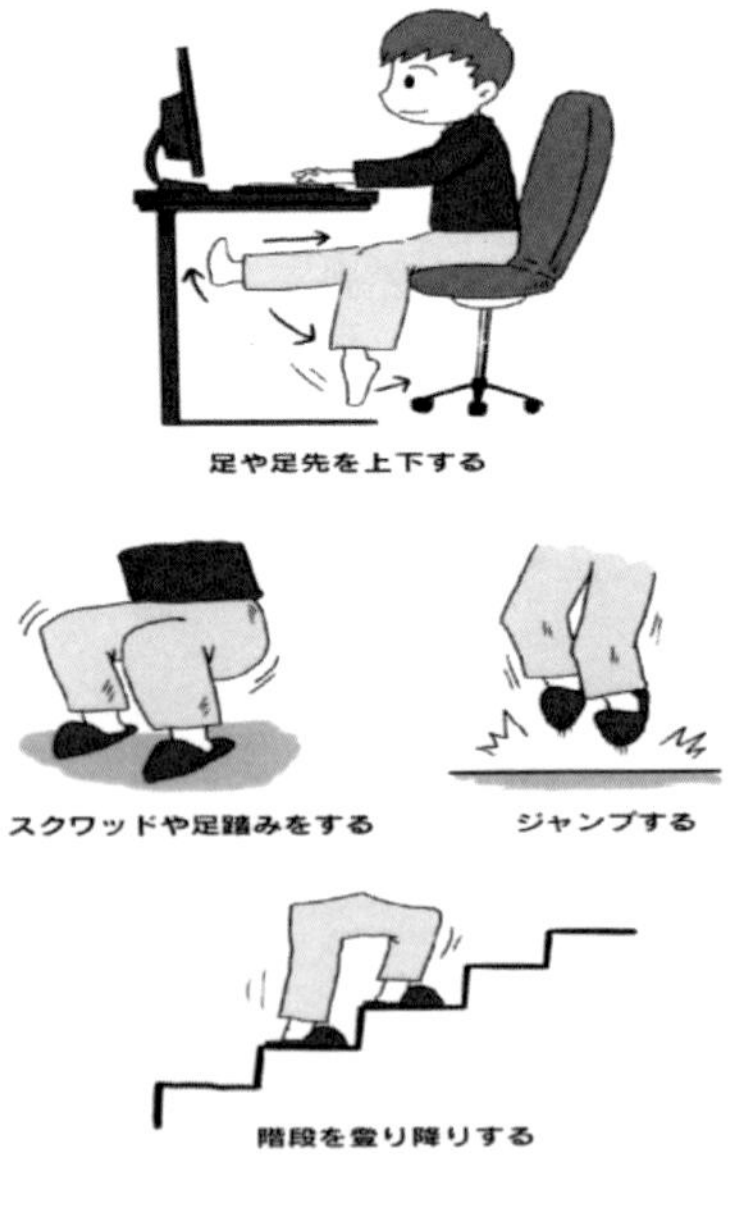
足や足先を上下する
スクワッドや足踏みをする
ジャンプする
階段を登り降りする

血液の中にはコレステロールや中性脂肪などの脂肪があるので、全身の血流が悪くなります。オフィスでの足の血流をよくする方法をイラストに示しました。

天気の良い日は、ステイホームばかりでなく、感染の危険のない空気の綺麗な所で、日光に当たりながら家族で外出しましょう。

散歩は、精神的にもよく、ミトコンドリアも活性化し免疫力も活性化します。

第40章　もし自分か家族がコロナに感染したら

新型コロナのパンデミックは、大地震の後のようになるでしょう。入院する人も残された家族もまるで大地震の後のような大パニックとなるでしょう。

猫や犬を飼っていませんか、あなたが入院した後は、誰がペットの世話をするのでしょうか。年老いた両親の面倒は、誰が見るのでしょうか。子供達の食事は、誰が作るのでしょうか。

とにかく、2週間分の食料の備蓄がいるかもしれません。外出できないのですから、水も用意しなければなりません。

入院できても出来なくても、外出ができなくなります。買い物に行けなくなるので、やはり2週間くらいの非常時の食料や水や雑貨はそろえておくべきでしょう。

まさにこんな時こそ、漢方家族として漢方薬を備え付きの常備薬としなければなりません。何故かというと、病院に行っても漢方薬を知らない医師が多いのです。

救急医は最先端の医学で、急を要するものばかりなので、漢方薬などの使用経験がありません。

私が先に述べた体質や六病位に合わせて、普段から漢方薬を食材と同じように揃えておく方がよいでしょう。漢方薬は特殊な場合を除いては、西洋医学的治療と併用してもかまいません。むしろ、薬の副作用を取り除き、西洋薬の効果が良くなることもしばしばあります。

現在、ＯＴＣ薬局チェーン店が多くあります。これからは。セルフメディケーション（自分の体調不良は自分で治す）の時代です。漢方薬もＯＴＣでほとんど買うことができます。

これからは、誰もが、基本的に自立で生きる姿勢でいなければなりません。できるだけ自分のことは自分でできるようにしましょう。漢方家族であればそれが大いに可能となります。

第４１章　拘禁反応が出たら

以前、私はノロウイルスに感染したことがあります。ノロウイルスの感染において細菌による２次感染が起こり、症状がひどくて入院までしました。当然、病院では個室で隔離されたわけです。最初は病気が重症だったので、１人でいることが気になりませんでした。むしろ近くの部屋の認知症であろう老人が毎晩叫ぶので、イライラしていました。

しかしm隔離ですから、食事はもとより排尿も排便もベッドサイドでしなければなりません。ポータブル便器とベッドとの生活です(図35)。何回かドアを開けては病棟のトイレに行きたいと思いましたが、それもかないません。

ある晩、いつもの老人の叫びが聞こえません。死んだのか重症になったのだろうかと考えると、全く静かな病院の暗い夜は不安な気持ちでした。老人の叫び声が空間感覚と時間の流れを教えていたのです。

私の入院の期間は1週間ほどで、短いから良かったものの、コロナ感染症などで長期の入院を強いられれば、拘禁反応の苦しみはかなりのものと考えられます。

コロナ感染防止のための待機の2週間は、かなり長いと思います。このような時には、比較

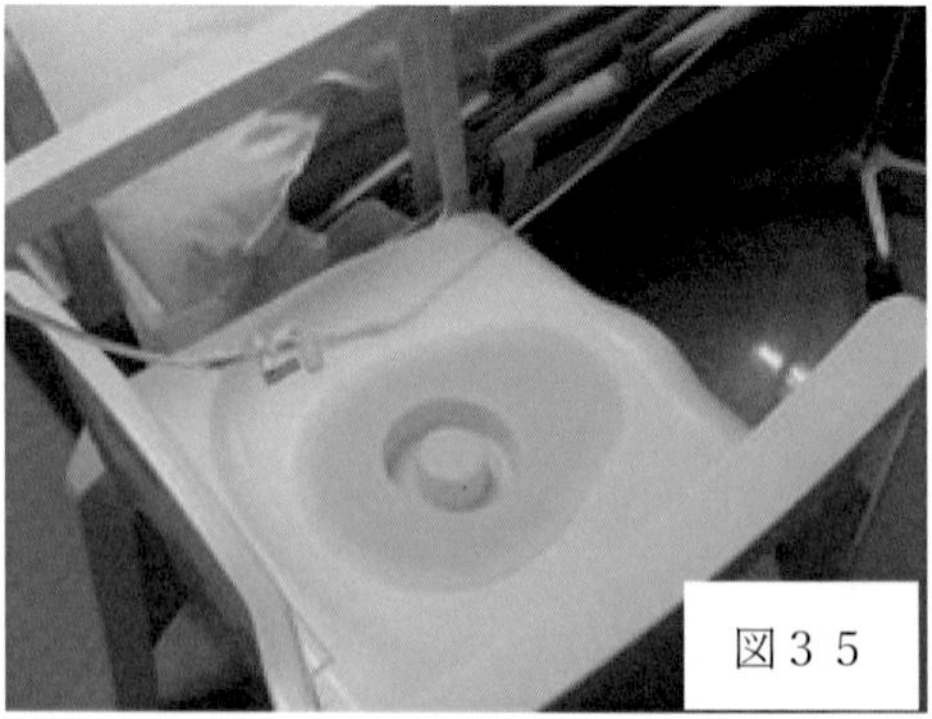
図35

的鎮静効果のある抑肝散(図３６)や抑肝散加陳皮半夏（よくかんさんかちんぴはんげ）(図３７)などの抗不安作用の漢方が有効です。

睡眠薬くらいは主治医からもらえますが、抗不安薬や抗うつ剤などは心療内科受診となってしまいますし、コロナではそう動けなくなるので、ある程度の漢方薬は、普段から自分で勉強してそろえておいた方が良いと思います。

入院は、急の場合が多いので、入院した時はこれらのことも考えて、持参するものを常々用意していた方が良いでしょう。

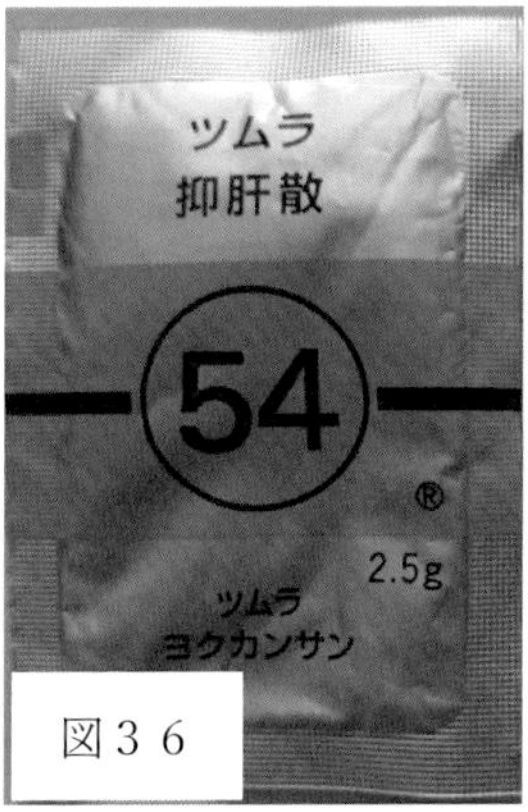

図３６

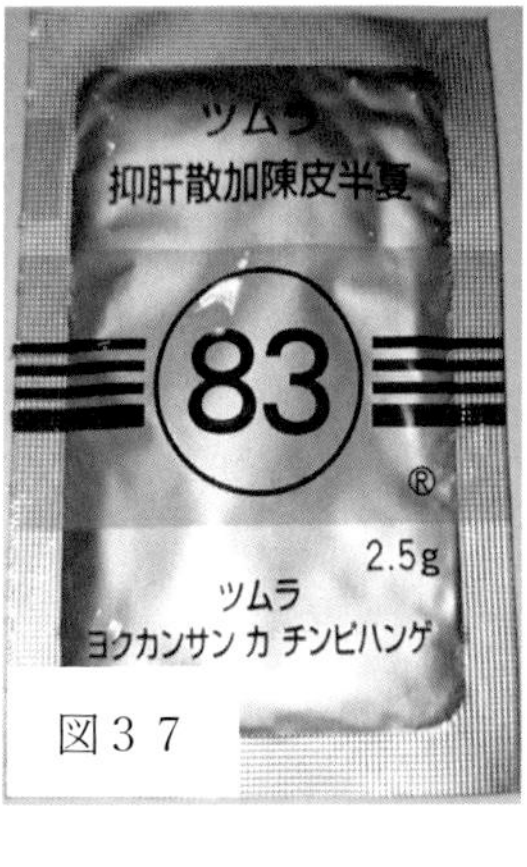

図３７

第42章　増加するコロナうつ女性の自殺防止
―月経前症候群に当帰芍薬散（とうきしゃくやくさん）―

若い女性の間で自殺が増えています。警視庁によると2020年10月に自殺した人は2153人で、昨年と比べ614人増えているとのことです

これは、昨年の同じ時期と比較すると39．9%増加しています。特にその8割以上が女性の自殺の増加です。ここ4カ月はその傾向が強く、30代の若い女性が自殺しています。

仕事だけでなく、子育てなどの家庭の悩みが多いようです。また、最近の有名芸能人の自殺も影響しているようです。

元来、私の患者では、うつ病は男性より女性が多い傾向があります。私の患者も4人に3人くらいが女性です。しかし、自殺者は男性が多いのです。自殺未遂などの行動や衝動的な行為は男性患者でよく見られます。

しかし、コロナ禍では、8月には女性の自殺が45%増えており、20歳未

満の女性の自殺が前年度同月と比較し3．6倍という異常値になっています。コロナによりステイホームを強いられた家庭内で色々なトラブル、場合によってはＤＶなどがあるかもしれません。

若い人はホルモン活性や神経伝達物質が多いので、危険なところまで情動が動くことがあるかもしれません。

ところが、コロナによって、遠くの親に援助が求めにくい状況にあります。また、先に述べたような拘禁反応も出てくるかもしれませんので、天気の良い日は外出が望ましいと考えます。

産後うつになれば、抗うつ剤が飲めなくなるので、当帰芍薬散(図３８)などの漢方薬が精神的にも肉体的にも有効な場合が多いです。流産しそうな時にも一時的に使われることがあります。

また、月経前症候群（ＰＭＳ）にも良く効

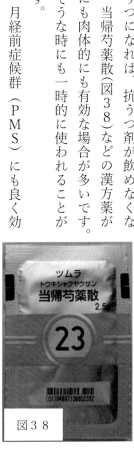

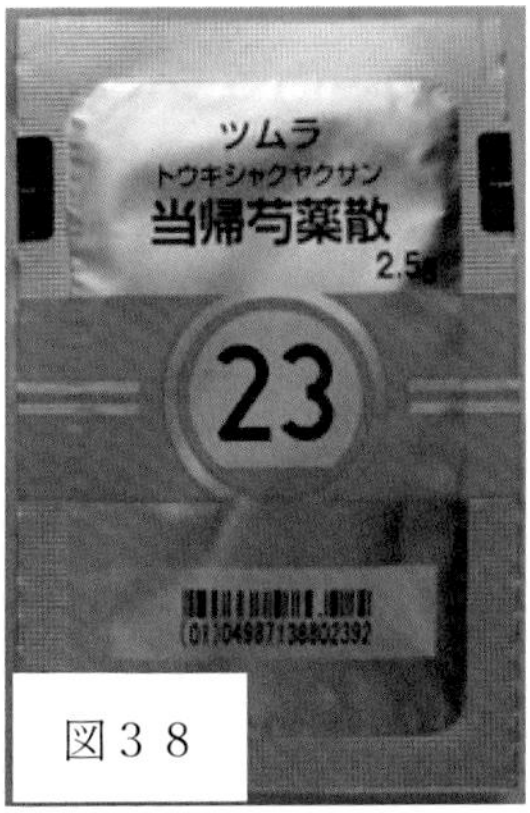

図３８

きます。まさに、漢方家族の代表格です。同居の家族といえども、1人1人環境や身体状況は異なります。漢方薬が家庭の平和と健康を、私たちにもたらしてくれます。

第43章 アフターコロナ、ウィズコロナのメンタル対策

普通のうつ病とコロナうつとの違いは、前者は比較的重症で環境の他、年齢、性ホルモンその他の体質の影響が強くでます。コロナうつは比較的軽症で、本人を取り巻く環境因子が大きいのです。

しかしながら、コロナうつというよりコロナメンタルでは色々なケースがあります。これに関しては、新型コロナ感染症の第1波のときに(表10)にまとめてみました。

第1波の時には、すでにこのような事象が、心療内科の外来では認められていました。ある面、第1波の方が、初めての体験で際立っていたかもしれませ

ん。

２０２０年の夏頃にある企業の衛生委員会で、この表について話をしましたが、ある社員から「こういったメンタルな問題にどう対処したら良いのですか」という質問がありました。

その時はまだ回答ができず、「次回はその話について」と言いましたが、未だにそれは実行されていません。

何故ならば、先ほど述べたようにコロナうつに関しては、仕事や家庭のあり方の変化や、経済的な事情が大きく影響しているため、医学医療の面からだけでは、現状では治し難い所があったからです。

それでは、表の中の項目に該当するいくつかの事例を挙げていきたいと思います。ただしプライバシー保護のため、本人と分からないように、内容を変更していますのでご了承ください。

新型コロナ感染症とストレス関連疾患
—ウィズコロナ、アフターコロナのメンタルヘルス対策—

1．新型コロナ感染症によるストレス疾患の発症と重症化

①コロナうつ病

コロナによるストレス原因はいろいろある。コロナ感染症による恐怖症によるもの。コロナ感染症に対する強迫的思考により、柔軟な幅広い考え方が出来ない状態。ステイホームで思考が内向してマイナス思考が始まる。生活リズムが大きく変わることにより体調が悪くなり憂うつ状態になる（5月病の様な状態）。マイナスの経済的打撃で将来を悲観的に見るようになる。登校拒否や休業に至る事もある。

②コロナパニック障害

コロナの報道などで生命の安全安心が担保されずに恐怖心が高まる。自分の健康や症状に強くとらわれるようになり、ちょっとした体の変化でパニック発作が出るようになる。

③コロナ不眠症

生活リズムの乱れと運動不足により、またパソコン業務などで交感神経が緊張し寝付けなくなる。外出が少なくなり、また夜のスマホなので睡眠ホルモンのメラトニンが夜上昇しないため、眠れなくなる。

④主人（子供）在宅ストレス症候群

夫や子供が仕事や学校に行けず在宅のため妻の仕事が増える。そのストレスにより自律神経症状が出現する（頭痛、肩こり、メマイ等々）。

⑤コロナ心身症

コロナによる種々のストレスが精神で自覚できず身体の病気になる。高血圧症、胃・十二指腸潰瘍、過敏性腸症候群、片頭痛等。

⑥コロナ肥満症・糖尿病

これも上記と同じ心身症でもあるが、ストレスにより過食が起こり、また歩行数減少やジムなどで運動が出来ずに、肥満糖尿病がさらに起こりやすくなる。

⑦コロナＤＶ・離婚

外でストレスが発散できず、家族が一緒にいるようになりお互いの悪いところが目立ち、暴力やいじめが起こる。家族崩壊の危機が生じる。

⑧コロナ自殺

すでに疾患にかかり治療している人が上記の状態で病状が悪化し、経済不安がのしかかり自殺念慮が生じる。自殺未遂や文字通り自死に至ることがある。

その他色々あるが説明や対策については口述

表 10

第44章　コロナ離婚、茶碗を台所に持って行かない夫は離婚される

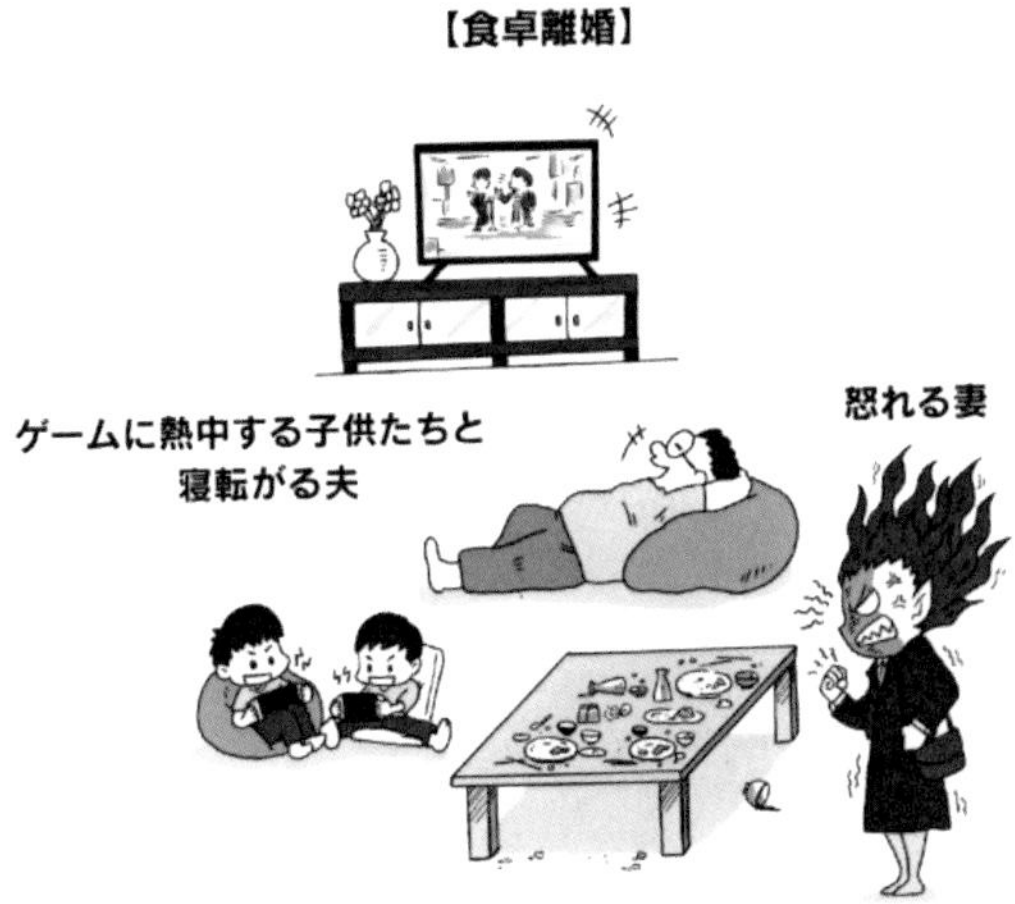
【食卓離婚】
怒れる妻
ゲームに熱中する子供たちと
寝転がる夫

今では、ほとんどの家庭が夫婦共稼ぎです。しかし日本では未だに女性が家事をする場面が多くあります。

夫と2人の子供がいる、ある女性事務員は、自宅と会社が近いので、昼休みに家に帰り夜の食事の支度をして、また会社に戻るという生活をしていました。

コロナの影響により夫は、在宅勤務となりました。しかし、夫は疲れて帰ってきた妻に家事について、職場で指示をするような言い方をすることがし

ばしばあり、喧嘩になることがありました。

2人の仲が険悪になっていたある日、仕事の残業で妻が遅く帰って来ると、テーブルの上は家族が食べ散らかしたままになっていました。

ところが、夫は寝転んでテレビを見ていました。「お帰り」とも言わず、台所に食べたものを運びもしない夫に頭にきて、テーブルの上の食器を腕で払うと、何も言わずにそのまま家を出て行きました。

離婚が成立し、離婚したとの報告が最後の診療となりました。子供達が可愛そうでした。自分の親たちがコロナ離婚したことを将来どう思うでしょうか。

夫へのストレスによって女性が心身症になることを、夫源病や主人在宅ストレス症候群などと言われています。

定年後、夫が在宅となり、妻が外出できなくなることでストレスがたまり、心身症になるのです。熟年離婚というのもありました。

今では、夫婦共稼ぎで、お互い家事を協力しないと若い世代でもトラブルが起こり、簡単に離婚してしまうことも、これから十分起こり得ます。

私は、この事例経験から食事した後は最低限、食器を台所の洗い場に持って行くようにしています。時には洗うこともあります。やってみるとそう負担でもありません。

今は、厳しい時代なので、経済的な面だけでなく、心理的にもイライラする人も多くいます。閉塞社会の中、家庭内のコミュニケーションや家族の絆だけは、大切にしなければなりません。

ステイホームならある面、逆に家族の絆を強めるチャンスです。子供とキャッチボール、散歩や語らい。夫婦で新たな趣味、あるいは家庭菜園などの園芸に挑戦するなど、色々あると思います。

また、コロナ感染症に有効と言われている生薬は沢山あるので、そういったものを作り、健康茶として飲めば一石二鳥となるでしょう

私は、未だに自分の子供に「子供のころに、キャッチボールをしてくれなかった」と文句を言われます。子供の教育はするべき時にしないと、後で後悔することもあるかもしれません。

未来のことを考えてイライラするより、今しかできないことを探し、集中することが大切と思います。今、この瞬間を生きることの大切さを、コロナが気づかせてくれるのかもしれません。

第45章　怒れる人には速効性のある抑肝散(よくかんさん)
―ストレスによる腹痛腰痛には芍薬甘草湯(しゃくやくかんぞうとう)―

コロナの時代にすでに仕事を失っている人は女性が多く、家事をしながらの減収は家計を担う女性には相当なストレスとなります。

また、夫の仕事においても、順風満帆な人はやはりコロナの時代ではそう多くいません。減収もしくは仕事が多忙になった割には給料が変わらないという人が多くいます。

夫婦お互いがイライラしていて、怒りが出現する場面が多くなります。限界を超えるとＤＶや離婚となることも、今では珍しいことではありません。

怒りが生じる前段階で止めないと家庭崩壊になります。女性に生理前2週間のイライラなどの精神症状や肩こり、頭痛などの身体症状が多くなるような月経前症候群があれば、先述したように当帰芍薬散が一番効果的です。

しかし、そうでない場合や男性の場合は抑肝散(図39)が効果的です。これは本来、後からも話が出てくる認知症予防もしくは、認知症周辺症状（ＢＰＳＤ）に使うことが多いですが、怒りのコントロールにはこれが一番です。

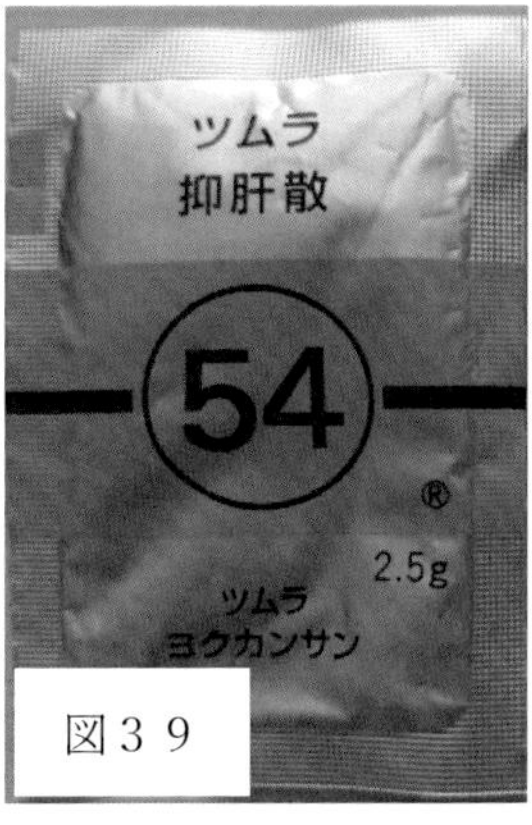

図３９

元々、肝臓の機能は胆汁を作ったり、栄養分を貯蔵したりするところですが、東洋医学的には感情をコントロールする機能があります。生まれながらに、理性の魂と本能の魄のコントロール機能が肝臓にあります。

東海道四谷怪談で、お岩が夫に殺される断末魔の時に「魂魄（こんぱく）この世にとどまりて、怨み晴らさでおくものか」という言葉があります。死んでも成仏せずに、精魂こめて恨みますということでしょう。

このように肝臓の気が高ぶると、魂魄のバランスを失い、とてつもない怒りが生じます。それに対して、まさにこの抑肝散が特効薬となります。

肝臓の機能は一生を左右するものなので、小児の癇癪から認知症患者の怒り、興奮までその使用範囲は多くなります。

漢方薬は、慢性疾患に使うものだと思っている人が多いかもしれませんが、漢方薬には即効性があり、ストレスによる腹痛や生理痛、腰痛時の芍薬甘草湯（図４０）のように救急薬として使われる場合も多いのです。

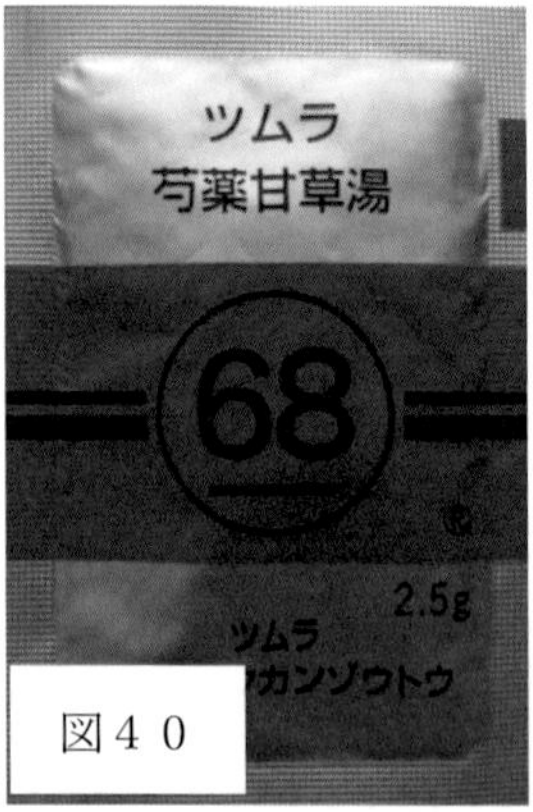

図４０

そして、抑肝散にも即効性があります。怒りやパニック発作の時に使うと、精神安定剤で後が眠くなることがないのでより安全です。エキス剤をお湯で溶いて、ゆっくりと飲んでみて下さい。

私も興奮して眠れない時、抑肝散をお湯で溶いてゆっくりと飲みます。中途覚醒のある患者や、夢見が悪く熟眠感の無い人に投与すると効果があり、患者に喜ばれています。

近年、コロナメンタル疾患が増える傾向があるためか、これら怒りやパニックに関する漢方薬の使用例が増加しています。コロナ旋風下で、メンタルに問題が出てきた家族には、漢方薬は欠かせないものとなっています。

第４６章　コロナで増加する仕事で過労うつに
―燃え尽き症候群には補中益気湯（ほちゅうえっきとう）―

あるサーバー保守点検会社の４６歳男性社員Mさんのお話です。色々な企業において、コロナのため Zoom や Teams などのオンライン会議が多くなり、サーバー会社が大変忙しくなりました。

サーバー管理の点検の要望が頻回にあり、残業が大変多くなっていました。社員の募集に間に合わず、休み返上であちらこちらと出張し、頑張っていました。

ところが、それから数ヶ月がたちましたが、まるで櫛の歯が欠けていくように、社員があちらこちらで休業加療となっていきました。

そこで、ベテランのMさんが、休み返上で駆り出され、働かなければならないようになりました。

しばらくは頑張れたものの、Mさん自身も不眠や不安、抑うつ状態となり、心療内科を受診しました。そして、Mさんには抗うつ剤が投与されました。抗うつ剤の効果によって抑うつ感が取れ、小康を得ました。

苦しいながらも何とか仕事が継続されましたが、意欲の低下と全身倦怠感が続きました。そこで、補中益気湯という漢方が処方されました(図41)。

会社で残業は1日1時間までで、公休100%消化の調整をしてもらえたのもあるかもしれませんが、漢方薬の効果があったようで、何とか元気になり勤務を続けることができました。

　私が若い頃、糖尿病の臨床研究のために、ある市立病院に出向していました。しかし、その病院には心療内科がないために、他科の先生が心療内科経験のある私に、患者をどんどん紹介してきました。

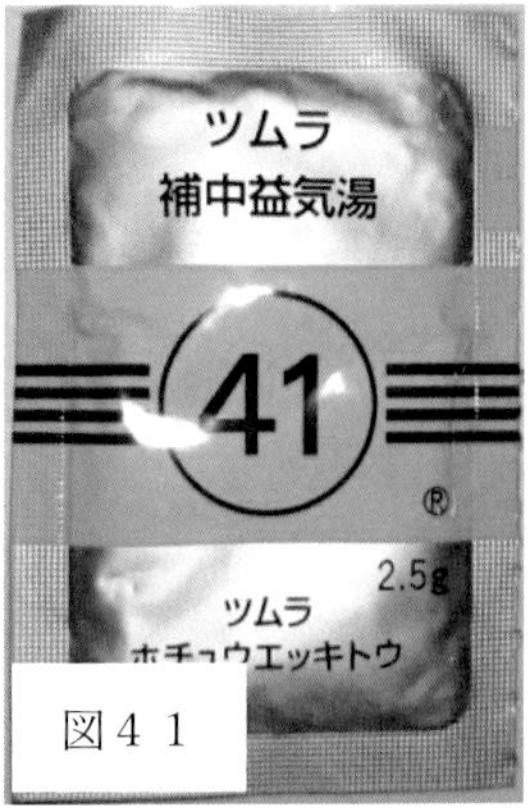

図４１

　ところが当時は、心療内科も精神科も区別のつかない医師が多くいて、重症の統合失調症や躁うつ病の精神科疾患の患者も多く紹介されてきました。

　その時はまだ私も精神科の訓練はできていなかったので、重症のうつ病患者を含め統合失調の患者は、病院の近くにある精神科専門クリニックに紹介していました。

　そうすると、紹介した患者には、精神科の薬はもちろんですが、ほとんどの患者に、この補中益気湯が一緒に処方されていました。その上、補中益気湯が処方された患者は経過が良い状態になっていきました。

抗ガン剤の治療に漢方を併用すると、副作用が少なくなる上に、抗ガン剤の効果もアップすることがあります。

同じように、うつ病に抗うつ剤だけでなく、補中益気湯のような漢方薬を併用すると、副作用が少なくなり抗うつ剤の効果が上がります。

一般に、コロナうつは経済不安から生じる場合が多く、漢方などでは治しにくい傾向があります。

しかし、燃え尽き症候群などのようなMさんのケースの場合は、気虚を治す補中益気湯や六君子湯などの補気剤が有効な場合が多くあります。

このケースでは、漢方薬にさらに強い補気作用がある六年根の正官庄紅蔘末（せいかんしょうこうじんまつ）を併用しました。

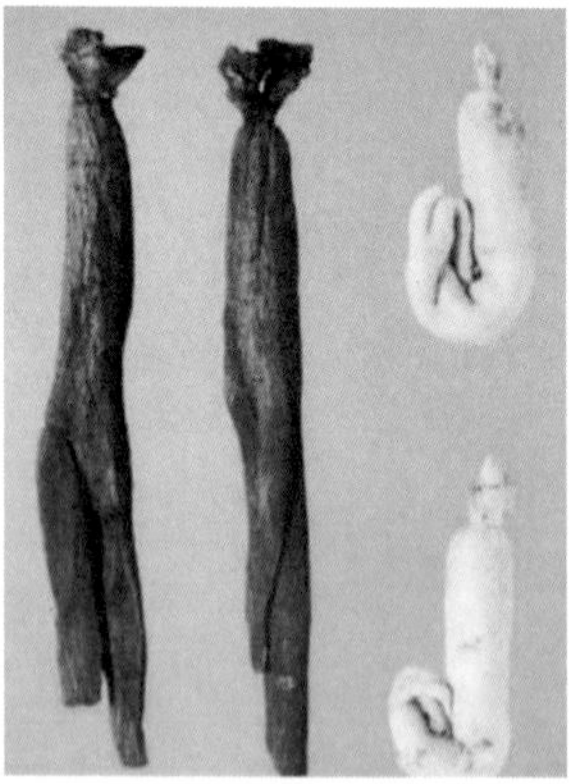

図４２　紅蔘と白蔘

（提供：日韓高麗人参株式会社）

紅蔘末とは朝鮮人参の皮を剥がずに、そのまま微分にしたもので、白参よりも免疫力の向上を含め色々な効能があります(図42)。

第47章　コロナ不眠には柴胡加竜骨牡蛎湯（さいこかりゅうこつぼれいとう）

コロナうつが、本来のうつ病より軽症と言っても、それなりの症状があり苦しみもあります。また、自殺者も多く出ているので、ケースによっては重症の人もいます。

私は、外来が多い時やストレスチェック後の高ストレス者面談の時など、診察時間が限られ短い時には、まず睡眠障害がどういった状態かを最初に聞きます。

単なる不眠症の場合は、入眠障害が主な不眠の状態です。寝付けば何とか睡眠時間をキープすることができ、日常生活において睡眠不足は、仕事や遊びなどの生活にあまり影響しません。

しかし、うつ病の睡眠障害になると、中途覚醒（夜間に何度も目が覚めてしまう）や早朝覚醒（必要以上に朝早く目が覚めてしまう）などの特徴的な睡眠障害が出ます。

結果的には熟眠感がないため、昼間の生活意欲が低下し、食欲や性欲なども低下し、体重も徐々に減少してきます（逆に太ることもありますが）。

具体的なうつ病患者の睡眠状態としては、うまく寝付いたとしても、すぐに目が覚めてしまいます。そして次に眠るまでが長くかかってしまいます。そんな中途覚醒が何度もあるので熟睡ができません。

しかも、やっと寝たかと思ったら、もう早朝に目が覚めてしまいます。朝、目が覚めた時は精神的に気分が悪く、嫌な事ばかり考えてしまいます。

そんな状況ですので、日中の仕事においても、全身倦怠感や意欲の低下、注意力散漫、焦燥抑うつといった精神症状が出てきます。

うつ病やそれによる睡眠障害は、早期発見早期治療が鉄則ですので、心療内科や精神科を受診して抗うつ剤を飲めば、比較的早く改善することが多いです。

ところが、それでもいま一つ効果がない時は漢方薬を使うと、むしろその方が睡眠薬を追加するよりも、熟眠感において効果的な場合があります。漢方薬の不眠症には酸棗仁湯（さんそうにんとう）（図４３）が一般的ですが、そのほか証を考えて処方すると色々な漢方があります。

その代表格が柴胡加竜骨牡蛎湯(図４４)です。これは、本来は実証タイプの不安神経症に使われる薬です。しかし、虚証タイプでも異常な興奮状態で中途覚醒や悪夢などがある時は、やはり柴胡加竜骨牡蛎湯を使います。

虚証タイプや睡眠障害が軽症の時は抑肝散を使います。これは先述したように、即効性があります。お湯で溶いてゆっくり飲めば安らかな

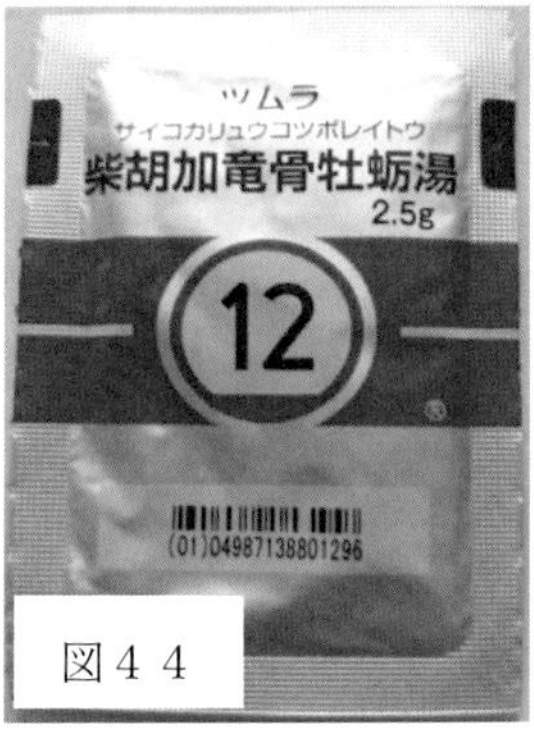

図４４

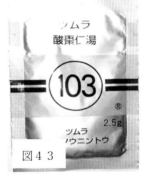

図４３

気持ちで入眠しやすくなります。

ただ、柴胡加竜骨牡蛎湯はごく稀に、肝機能障害が起こることがあるので、身体の弱った虚証タイプではやはり、抑肝散を先に使う方がよいでしょう。

抑肝散の効能は第45章でも述べましたが、抑肝散は本来認知症の漢方薬です。メマンチンというどちらかというと、興奮気味の認知症患者に投与する西洋薬に似た作用をする漢方薬ですので、高齢者家族の興奮型の不眠症には最適です。

コロナに対する不安と恐怖、あるいはテレワークやステイホームなどによる生活リズムの乱れで、家族の誰もが今、不眠傾向にあります。

コロナが与える経済的な破綻の精神的な影響は強く、失職の心配、赤字が続く事業主や自営業者の経済的な悩みにおいて、悩みの数が多いほど不眠症が多くなります。そして、やがてうつ病への移行も時間の問題のような人も、現在多数出てきています。

睡眠時間が5時間以内の人は寿命が短くなり、多くの疾患にも罹患しやすくなります。睡眠の短い人と長い人を比べると、短い人は長い人より3倍風邪を引き易いという話もあります。まさに睡眠不足はCOVID-19の引き金になりかねません。

家庭内の不眠症傾向の家族が、それぞれの体質と年齢に応じて、眠れる漢方薬を服用することは、免疫力を高めコロナと戦うために、またアフターコロナにとても大切なこととなります。

第48章 八味地黄丸(はちみじおうがん)は不老長寿の薬
―糖尿病の合併症を防ぎコロナに対抗―

これはあえて書かなくても、皆さんは実感していることと思いますが、ステイホームで日内リズムが変わり、不眠はもとより動かないため体重が増えて、困っている人が多くいると思います。

また、糖尿病や肥満症があると、コロナ感染症が重症化しやすいということも分かっています。糖尿病の場合の感染率は変わりませんが、重症化率は明らかに高くなっています。

また、肥満症は感染率だけでなく重症化や死亡率も高くなるので、絶対に避けなければなりません。

糖尿病は元々合併症の多い病気です。糖尿病性網膜症や糖尿病性神経障害、糖尿病性腎症などが既に生じている人も多くいます。合併症が生じた糖尿病の人が、コロナ感染により、重症化しやすいことは容易に想像できます。

今現在糖尿病の人もしくは予備軍の人においては、コロナ感染防止に備えて肥満や糖尿病は早期に改善しておくべきでしょう。そんな時こそ漢方が役に立ちます。

私が20年前に担当した患者で、ある精神科病棟に入院する80才の男性Bさんは、過去に20年間のインスリン使用歴がありました。身長の割には体重が少なく、インスリンを使用するもコントロールは良好ではありませんでした。

そして、時々不食、拒食があるために、たびたびひどい低血糖（急に血糖が下がり気分が悪くなる）が生じることがありました。

その頃の私は、糖尿病の漢方治療は、あまり詳しくありませんでした。何となく患者の身体が老化して、糖尿病性神経障害による自律神経機能障害も進んでいるのだろうと考え、私は患者に八味地黄丸(図４５)を処方しました。

一般的に、虚証の痩せた老人、糖尿病、腰痛持ち、そんな時には不老長寿の薬でもある八味地黄丸を出すことが多いからです。

それからは糖尿病のコントロールが良くなり、インスリン注射を内服薬の血糖降下剤に切り換える事ができました。

２０年間も長きに渡りインスリン治療をすれば、本来インスリンを出す膵臓のβ細胞も疲弊消滅して回復しないはずです。

しかし、八味地黄丸が不老長寿の名の通り効果を発揮して、奇跡的にβ細胞が回復したとしか考えられませんでした。

しかも、８０歳を超えても、彼には糖尿病によ

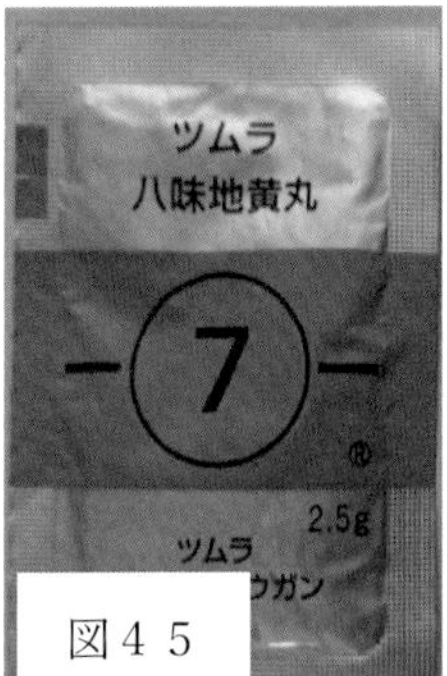

図４５

る白内障や網膜症などの眼疾患や、糖尿病性腎症などの合併症はありませんでした。

私は、この経験以来、糖尿病ではありませんが、ずっと八味地黄丸を飲んでいます。ただ腰痛やひざ関節などの痛み、足のシビレが生じれば、牛膝（ごしつ）や車前子（しゃぜんし）の入った牛車腎気丸（ごしゃじんきがん）（図46）が良いでしょう。

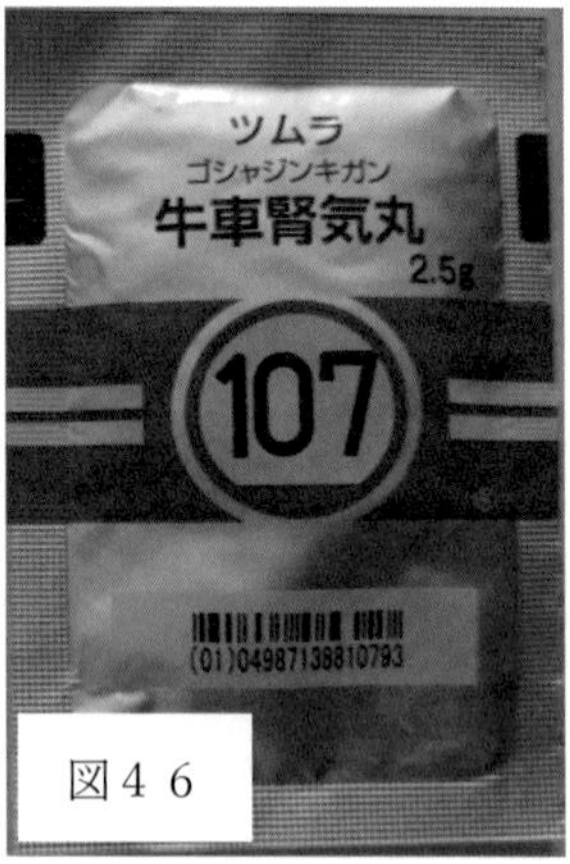

図46

暑がりの熱証タイプの人は附子（ぶし）と桂皮（けいひ）を取った六味丸（ろくみがん）が良いと思います。ただこれらは胃を悪くする地黄（じおう）が入っていますので、胃弱の人は証を診て、他の漢方を使わざるを得ません。

八味地黄丸や牛車腎気丸は比較的高齢者が適応となる場合が多いですが、早期の2型糖尿病で、便秘もあるような実証タイプの人は、大柴胡湯（図47）が良いでしょう。

前にも言いましたが、うつ病には抗うつ剤を使いますが漢方を併用すると副作用が少なく、また西洋薬の効果も増強します。

同じように経験的な話ですが、糖尿病も西洋薬だけでなく、漢方を併用すると副作用が少なくなった上に、糖尿病の未来の合併症などの進行が阻止されます。

糖尿病患者のコロナ感染症の罹患率は変わりませんが、重症化や死亡とは相関があります。

その原因としては、糖尿病の合併症の影響があるからと思われます。

糖尿病の三大合併症といえばneuropathy（神経系疾患）、nephropathy（腎症）、retinopathy（網膜症）の３つですが、この他にも、gastropathy（胃腸系疾患）、angiopathy（血管性疾患）があります。特に糖尿病合併症の血管障害は細小血管から大血管に及び、血栓症ができやすい状態になっています（表１１）。

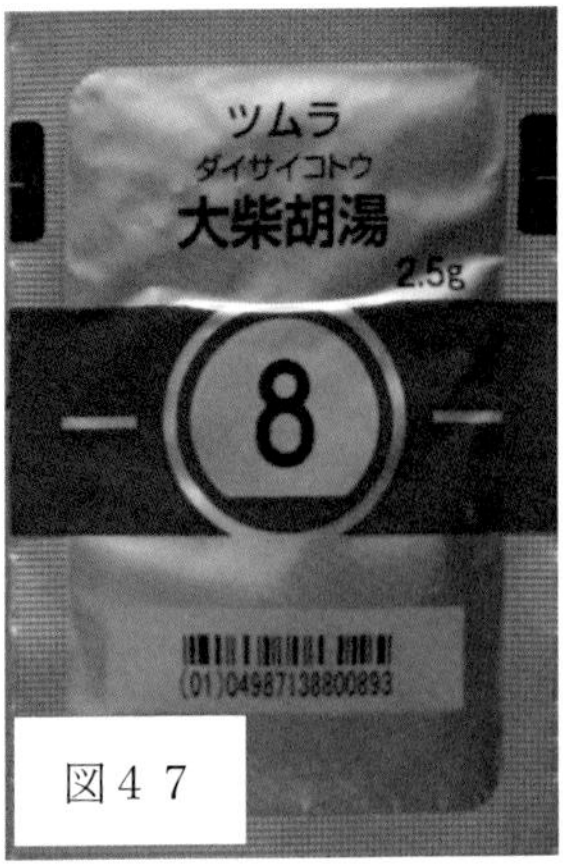

図４７

コロナが重症化するには、血栓症が大きく関与しています。糖尿病による血管系疾患は血栓症ができやすくなるということは、先の理由により想像に難くはありません。

糖尿病で治療している人は年々増加し、2017年の調査では329万人に達しています。コロナの後遺症である色々な神経障害も、恐らく糖尿病のある患者に多かったのではないでしょうか。

表11　糖尿病の血管系合併症

1. 細小血管障害
1）糖尿病性網膜症
2）糖尿病性腎症
3）糖尿病性神経障害
2. 大血管障害
1）脳血管障害
2）虚血性心疾患
3）糖尿病性壊疽
3. その他
胃腸炎

いずれにしても、コロナ感染症のパンデミックに対しては漢方薬も使い、糖尿病を十分コントロールしておくことが大切です。

第49章　肥満と漢方
―防風痛聖散（ぼうふうつうしょうさん）は肥満症の第一選択―

さて、肥満は糖尿病とは異なり、感染率が高くなります。これもコロナウイルス感染症のパンデミックになる前に十分対処しておくべきでしょう。ステイホームで多くなったのは、コロナうつなどの精神疾患ばかりではありません。糖尿病はもちろん肥満、おうち居酒屋での高脂血症や高尿酸血症が増えています。

特に、お酒の多飲による問題は深刻です。アルコール性肝障害、さらに進んでアルコール依存となると、家庭崩壊から社会問題となってきます。

とにかく、睡眠不足とそれによる肥満は、コロナに罹りやすく容易に重症化するので、なるべく早くダイエットに取り掛かるべきです。

睡眠不足は、食べる時間が遅くなり、交感神経が働きすぎるようになり肥満になります。また、耐糖能(血糖値を正常に保つためのインスリン感受性)が落ちて、糖尿病にもなりやすくなります。

テレワークなどで外出が少なくなると、身体を動かすことが少なくなるので、運動不足で肥満にならないように警戒しなければなりません。天気の良い日には外出し、おうちジムでは体操やストレッチ、エアロバイク、ルームランナーなどで歩き、生活を規則的にしておかなければなりません。

しかし、コロナ感染症がパンデミックになり、慌てて減量すると蛋白不足となり、免疫グロブリンなどの産生が落ち、免疫力が下がってしまうので、かえってコロナに罹りやすくなります。早期からの運動で無理のない減量が良いでしょう。

肥満の漢方の代表的なものは防風痛聖散です。証が合えば、経験的には平均2kgぐらいは減量できるようです。

ただ、これは経験的に、200人に1人くらい肝障害が出るようなので、気をつけなければならず、私は心情的にはあまり使いたくありません。まずは、食事と運動の管理が1番です。

しかし、肥満、便秘、太鼓腹といった防風痛聖散(図48)の証の合った人には、出すことがよくあります。ただ処方して2週間後か1ヵ月後には必ず肝機能のチェックが必要です。

元々、これは解毒漢方なので、荊介（けいがい）、連翹（れんぎょう）、麻黄（まおう）が入っており、コロナ感染症にも良いのですが、肝障害が起こりやすい黄芩（おうごん）を含め１９種もの生薬が入っているので、アレルギーなどの副作用も起こりやすいので、注意して使用して下さい。

漢方は西洋薬に比べ副作用がないと信じられていますが、証が合わないと副作用が出ることがあります。先ほど述べた黄芩は肝障害や間質性肺炎がごく稀に起こることもあります。

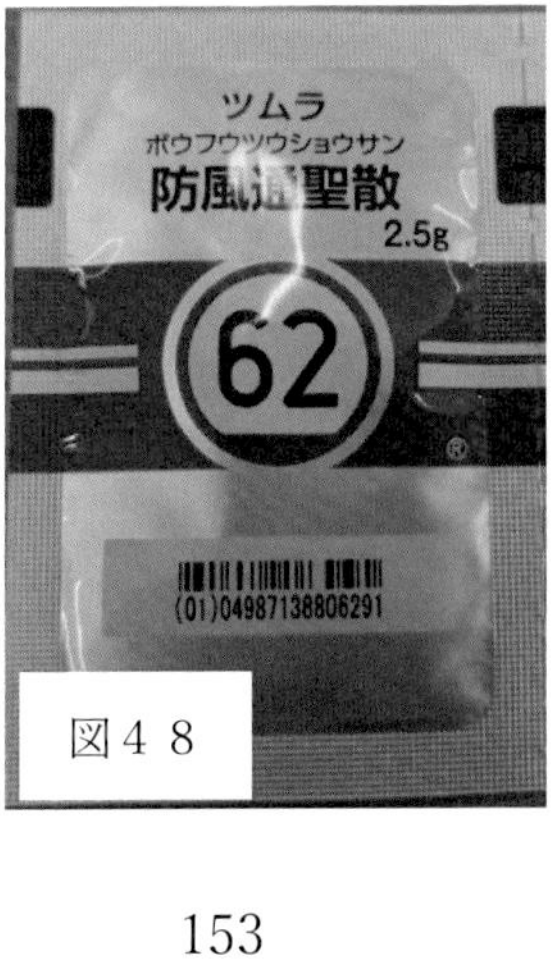

図４８

甘草（かんぞう）を含んだもの、特に認知症によく使われる人気の抑肝散（よくかんさん）は、低カリウム血症となり、心臓に負担をかけたりしますので、電解質を測定してもらいながら使うことも必要です。

特に漢方に詳しくない医師が病名処方で、処方漢方の種類が多くなると、甘草が重なり、カリウムが少なくなり血圧が上がることもあります。

麻黄湯（まおうとう）（図４９）や葛根湯（かっこんとう）も風邪の初期によく投与されます。コロナ初期感染でも是非使用したい漢方ですが、これらに含まれる麻黄には、エフェドリンという交感神経刺激物質があります。

葛根湯は、風邪だけでなく、肩こり頭痛にもよく使われます。しかし、先述したような理由で長期に使うと、エフェドリンのため血圧が上がってしまうことがよくあるので、肩こり頭痛に使う時は、なるべく症状が悪い時を中心に使うように指導しています。

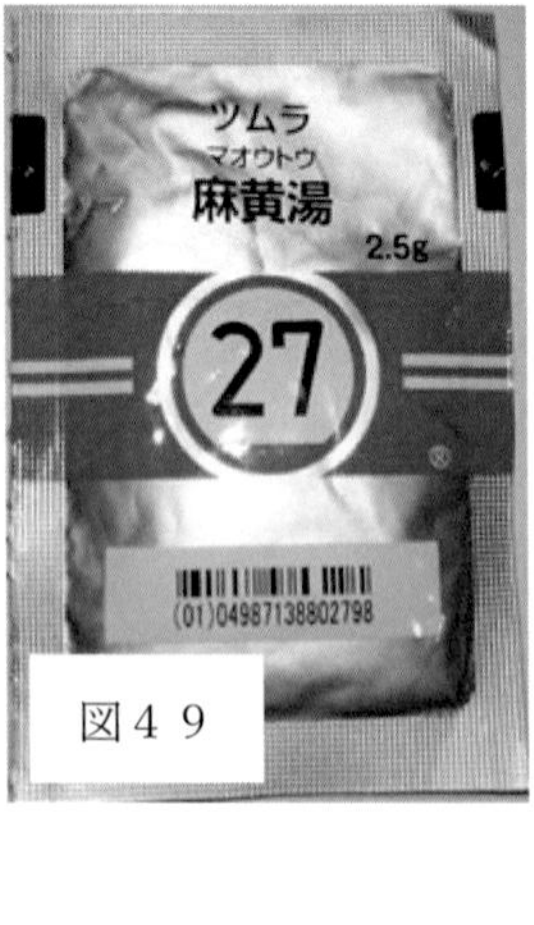

図４９

このほか、肥満症の漢方として、防已黄耆湯(図５０）（ぼういおうぎとう）があります。余分な水が身体のあちらこちらに溜まり、膝関節炎に苦しんでいるような人には最適です。

タイプは、防風痛聖散と異なり、やや虚弱傾向で、色白で筋肉が柔らかい、水太りタイプです。疲れやすく、汗をかきやすく全体的にブヨブヨとした感じの人に適しています。

大柴胡湯（だいさいことう）は、防風痛聖散と同じように、高血圧や糖尿病に良いです。便通改善や高脂血症や高血圧改善にも有効で、肥満症による脂肪肝や、または胆石などがあれば使いたい漢方薬です。

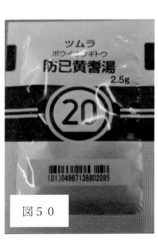

図５０

第５０章　不安がアルコール依存症を増加させる

直接のコロナ不安というわけではありませんが、誰もがステイホームが多くなり気分転換ができ難くなっています。自室に篭ると、誰もが内省的になり、不安や憂うつ状態になることが多くなります。こんな時は、鎮静効果や睡眠効果を期待して、どうしてもお酒が多くなります。

ある印刷会社に勤務する男性Sさん56歳は、朝食時のお酒が多くなり、夕方の出勤途中で酒気帯び運転で捕まってしまいました。

本来、会社の就業規則では、作業内容が印刷という危険作業なので、飲酒運転は解雇になっていました。しかしSさんの長年の功績で、入院治療と断酒を条件に、停職処分で済みました。

Sさんは、退院後のAA会（アルコール依存症回復のための断酒会）に真面目に出席し、見事に長年の飲酒を絶つことができました。

しかし、奥さんがガンで亡くなり食事がままならず、外食が多くなりました。

そしてその後、コロナによる外出自粛などで、自室で過ごすことが多くなり、AA会も3密を避けるため、中止となりました。

アルコール依存症の人は、元来様々な不安をかかえている人が多く、社会や家族の良好な絆が切れると、またアルコールに逃げる危険が出てきます。

Sさんは、自室でテレビを見ていると、お酒を美味しそうに飲むシーンを見て、とうとうまたお酒を飲むようになってしまいました。結局Sさんは、また会社の出勤途中で、酒気帯びによる飲酒運転で交通事故を起こし、会社も解雇されてしまいました。

現在、日本ではアルコール依存症の患者は100万人以上います。可能性の高い人を入れれば300万人とも言われています。

また、コロナ禍におけるアルコール依存症の増加は、期間が短いために統計的には明らかにされていませんが、臨床的には既に増えているように思えます。

ノルウェー、バルト三国ではお酒の宣伝は厳しく制限されています。日本はお酒には寛大ですが、コロナ禍の最中においては、下戸でも飲みたくなるような、飲む瞬間などの宣伝は、少し見直す必要があるかもしれません。

アルコールに依存すると家庭内暴力などの機会が多くなり、家族崩壊になりかねません。早めの政治的対策も必要かと思われます。

第51章　コロナストレス関連疾患と漢方
―パニック障害と加味帰脾湯（かみきひとう）―

精神科の薬に対しては、薬付けとか依存性が強いとか、あるいは認知症になるとかで、一般の人の評判はよくありません。

しかし、これらの薬物が無ければ恐らく社会や家庭が混乱し、経済活動が成り立たなくなるといっても過言ではありません。

同じ薬物でも含有量の少ないものを使います。何故かというと、患者がパニック発作に襲われた時、発作時に頓服で飲む薬を何錠も飲むのを見越して、少量にしているのです。

発作時に1錠飲むより2錠飲んだ方が、たとえ少量といえども、心理的抑制効果があります。最近、コロナ禍においてパニック障害がますます多くなってきているようです。

最初の頃は、単に、コロナへの恐怖心で不安レベルが高まり、パニックを起こす人が多かったようです。しかし、今では経済的不安が高まり、生命の危機感より経済的困難下における、経済生活存続の不安からのパニック発作が多いようです。

また、元々分断と分離の社会に進みつつあった近年の状況下で、コロナ感染症防止のディスタンスによる孤立、孤独化は、国民全体の不安のレベルを一層底上げしています。

先に述べたアルコール依存症の再燃や肥満、糖尿病の増加は元来不安を原因とするものが多いと思われます。

ウォール・ストリート・ジャーナルによれば、全米でコロナ禍のストレスにより、抗不安薬や睡眠薬の処方数が増加しているとのことです。

アルコール依存と同じように、不安の増強から抗不安薬などの薬物依存症が増加するだろうと、医者が警告をしています。

さて、字数の関係で、不安の漢方薬において詳しく述べられませんが、こういった状況下では、漢方薬の活躍が期待できます。

ある市役所に勤務する女性29歳のAさんは、10代のときから過呼吸になることがありました。大学に入ってからは過呼吸も治り、念願の公務員試験に合格し、地元の市役所に勤務することができました。

福祉課での勤務を長くしていましたが、その真面目な仕事ぶりから、窓口業務の主任に任命されました。

しかしながら、コロナが流行し始めてから、急に仕事が忙しくなりました。市の福祉関係の施設が使えなくなり、住民からの苦情やトラブルも多くなりました。

中にはうるさい議員がいて、無理な要求をされることも多くなり、勤務中に倒れることも起こり始めました。

ある日の朝、通勤途中の橋の上で、自分が欄干を破って落ちるのではないかと、不安になり、パニック状態になりました。結局その日は仕事を休み、心療内科を受診しました。

問診の結果、明らかにパニック障害と判断されたAさんは顔色が悪く、虚弱な感じでいわゆる虚証タイプでした。Aさんは強い不安、不眠があり、それに心理テストでは、抑うつの傾向もありました。

こういったタイプには加味帰脾湯(図51)を私は使います。加味帰脾湯はややうつ傾向のある不安神経症の人には良く効きます。

最近コロナ感染症の重症化防止にフルボキサミン(SSRI)などの抗うつ剤が有効という研究もあります。加味帰脾湯には抗うつ作用があり、しかも構成生薬には、コロナ感染症に有効な生薬が沢山あります。

コロナ感染者の自宅待機やホテル待機者の

【橋の上の渋滞で転落パニックが起こるAさん】

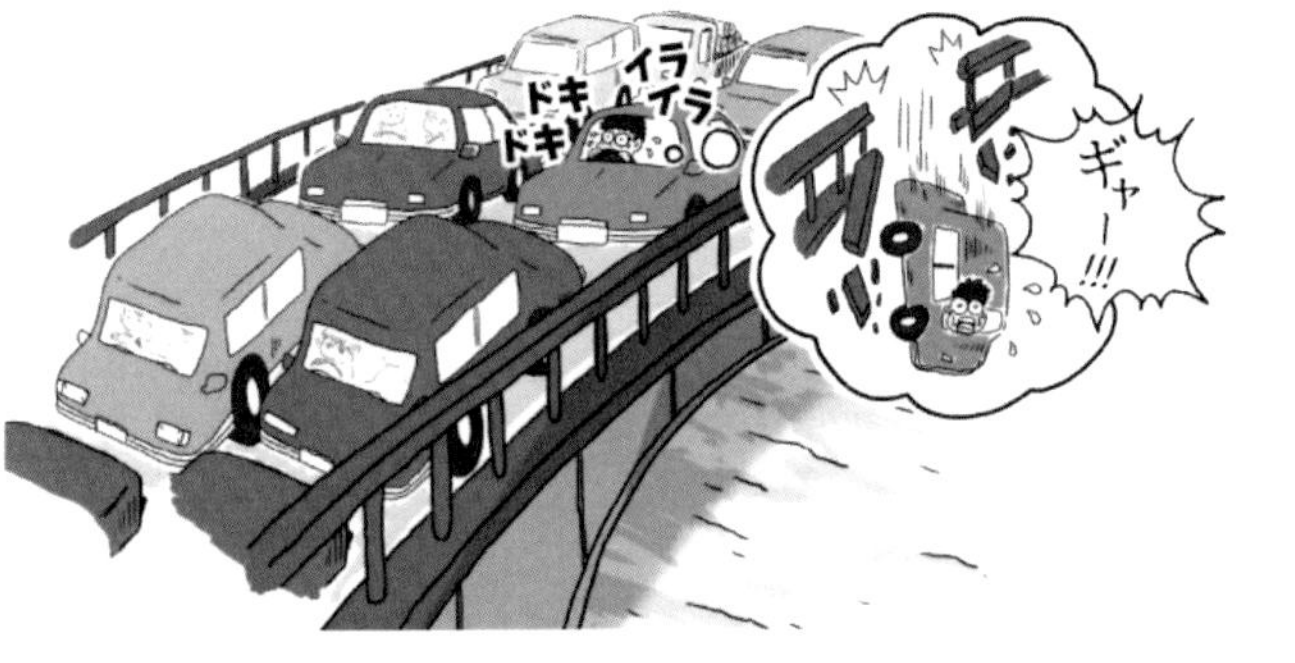

不安やうつ状態には、まさにこの加味帰脾湯がピッタリと言っても、過言ではないかも知れません。

私の経験での実際の使用数では、抑肝散加陳皮半夏(よくかんかさんちんぴはんげ)(図52)の方を多く使っています。抑肝散陳皮半夏も虚証タイプに使いますが、どちらかというと過敏、興奮、イライラ、カリカリの状態に使います。

これに対して、加味帰脾湯は不安、憂うつ、意欲低下、ビクビクといった状態の人に使います。

恐れは、加味帰脾湯、怒りは抑肝散陳皮半夏というのを基準にして、時間がない時は「不安ビクビクですかそれともイライラ、カリカリですか」と患者に聞きます。

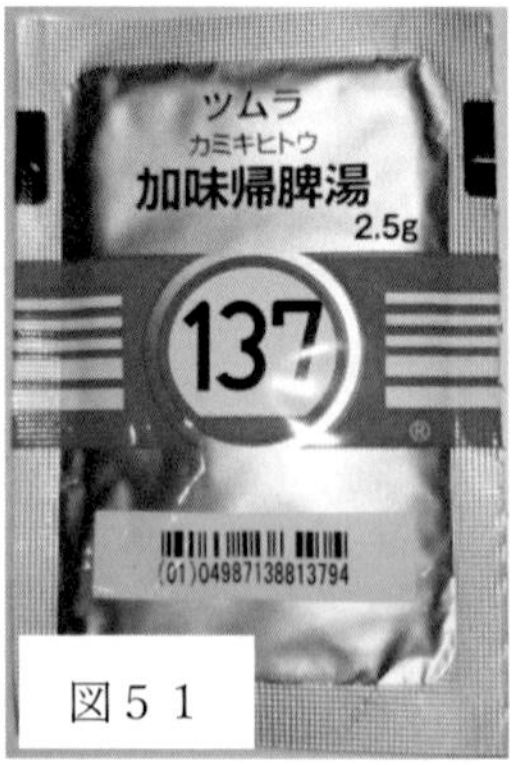

図５１

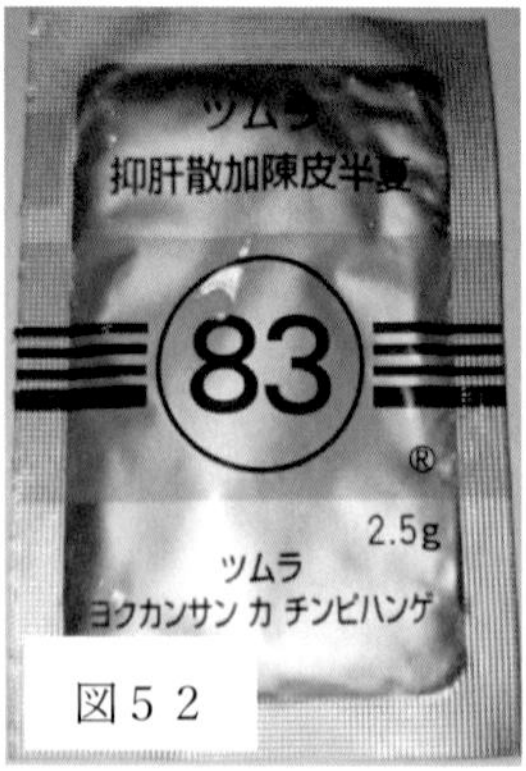

図５２

この他に、中間証の人で、喉が詰まったような感じの症状のある人には、半夏厚朴湯（はんげこうぼくとう）（図53)を使います。

また、元来は元気よく実証タイプの患者で、興奮が強く不安不眠が強い人は、柴胡加竜骨牡蠣湯(図54)を使います。この場合、朝、昼、寝る前に服用します。いずれにせよ、コロナ不安、コロナパニックでは、副作用が少ない漢方薬の使用をお勧めします。

事例Aさんのように車での長距離通勤では、安定剤を立て続けに飲んで、眠気がきても困ります。せめて漢方薬の併用により、西洋薬の副作用を軽減しておくべきでしょう。

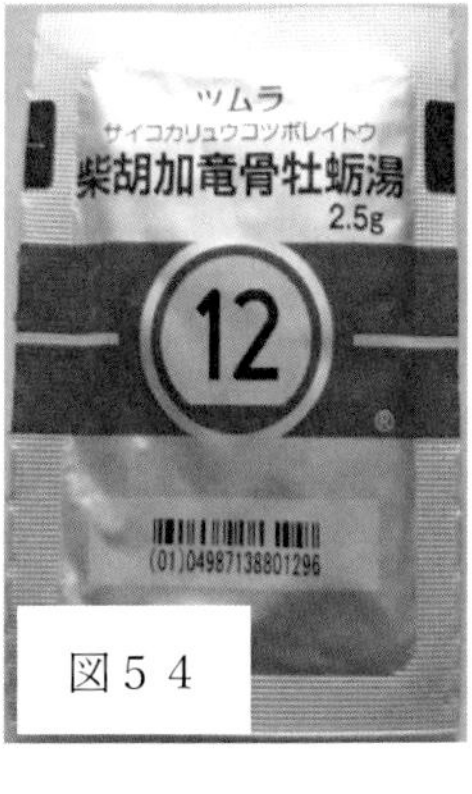

図54

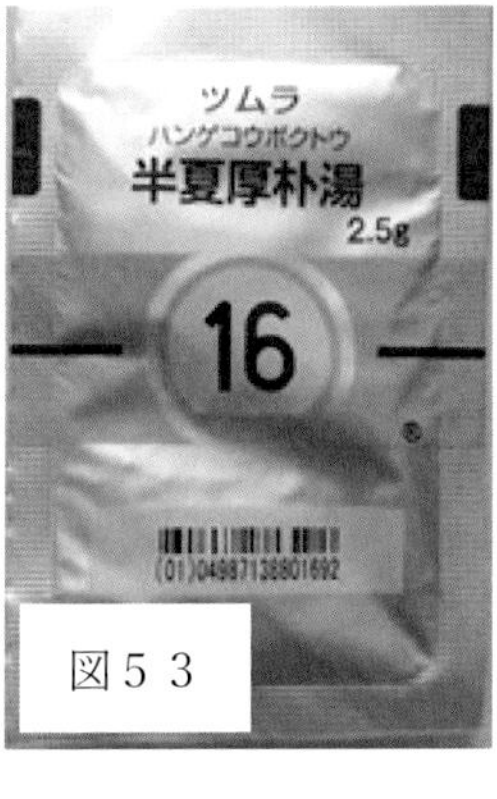

図53

第52章　孫子に会えないコロナ認知症には人参養栄湯（にんじんようえいとう）

今年78歳になる女性Gさんは最近夫をなくしたばかりです。2人の子供達は独立して別世帯なので、夫の死後は1人で過ごすようになっていました。

今までは心配した子供達が孫を連れて来ていましたが、コロナが流行し始めてからは、Gさんの所に来ることができなくなりました。

また、友人達ともコロナのために会うことができなくなり、散歩もしなくなり、ほとんど自宅で過ごすといった状態でした。

近くの友人がGさんの姿を最近見ないので、心配して訪ねて来ました。そうするとドアが開いた瞬間、「どちら様ですか？」とGさんが言うのを聞いて、友人はビックリしてGさんを心療内科に連れてきました。

Gさんは確かに記憶力が落ちていましたが、長谷川式認知症スケールの判定テストでは24点で、それほどひどい認知症の状態ではありませんでした。

しかし、友人の話では、Gさんが以前より随分痩せているとのことでした。

私は認知症の薬は出さず、少量の抗うつ剤と人参養栄湯(図55)を処方しました。

人参養栄湯は虚弱な体質や消耗状態に出す漢方薬です。Gさんはその病歴から、夫が死に孫子にも会えなくなり、抑うつ状態になったのではないかと考えました。

いわゆるコロナ孤独となり、1人暮らしのため食事を作るのがおろそかとなり、栄養不足になりうつ状態を強め、それによる2次性の認知症状態になったと考えました。

友人の助けや子供達の食事の管理で、Gさんは比較的早くに回復することができました。

1人暮らしになると、食事を作るのが面倒になり、食事がおろそかになります。

そうすると脱水症なども加わり、脳の血流不全や栄養不足により、2次的なうつ状態や

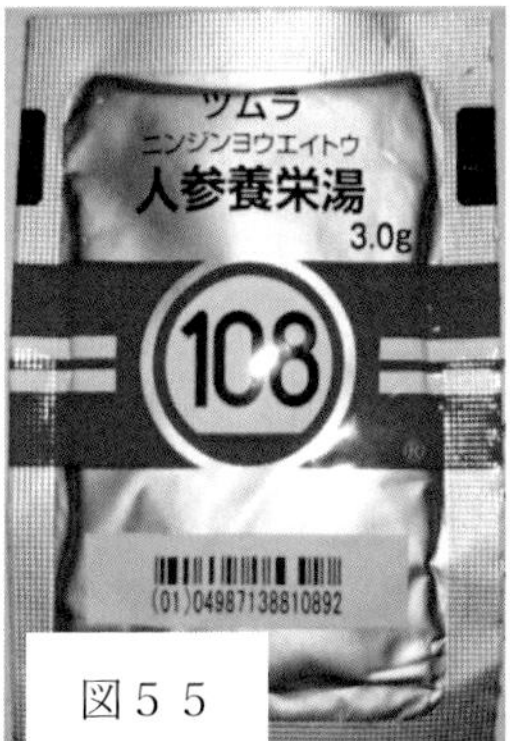

図55

認知症状態になってしまうことが多いのです。

元来認知症の特効薬的な漢方薬は抑肝散（よくかんさん）（図５６）です。認知症になる前に認知症の周辺症状（ＢＰＳＤ）が出てきます。周辺症状とは興奮、せん妄、徘徊、睡眠障害、怒りなどの症状のことです。

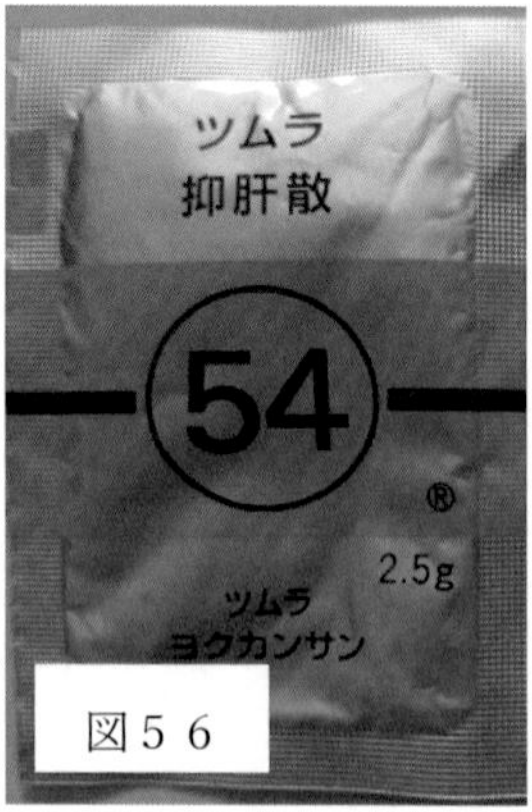

図５６

これには、抑肝散がよく効きます。ある精神科病院に診療に行っていた時、抑肝散が処方されていた患者の血液検査で、血清中のカリウムがとても減少していた患者がいました。

私は主治医の院長に「抑肝散の甘草（かんぞう）で低カリウム血症になっている患者がいますので、抑肝散を中止か減量した方が良いですよ」といいました。

すると院長は「カリウム錠を処方しておいて下さい」と言いました。私はそれを聞いて、大変驚きました。何故かというと、当然副作用が出ている薬は中止が原則だからです。

しかし、詳しく院長の話を聞くと、西洋薬は強い副作用が出るので使えないとのお話でした。また、この患者は抑肝散がよく効くので外せないというお話でした。

その病院の院内薬局には、棚の上に抑肝散の薬箱が、びっしりと沢山並んでいました。私はこの光景は、内科では見られないとても珍しい光景だと思いました。

このお話をきっかけに、私は「認知症には抑肝散」というくらい、精神科では本当によく効いているのだと思いました。そして、「認知症には抑肝散」という固定概念が私にも出来上がりました。

しかしながら最近は、老人には抑肝散よりも、人参養栄湯を使うことが多くなりました。

どちらかというと、抑肝散は興奮を抑える抗認知症薬メマンチンに似ている効き方をします。

これに対して体力や気力の消失が目立つ、抑うつ型の認知症には、ドネペジルという脳の活性化作用がある薬が使われます。この薬の作用と人参養栄湯の作用が似ているのです。

現在1人暮らしの老人が増えています。これにコロナ孤独が重なり、分離分断の社会となり、消耗型の抑うつ、もしくは軽度認知症（MCI）が増えていて、今後もこの傾向が続くと思われます。

第53章　コロナに戦って勝つ

【精神科病院の薬局に沢山置かれた抑肝散】

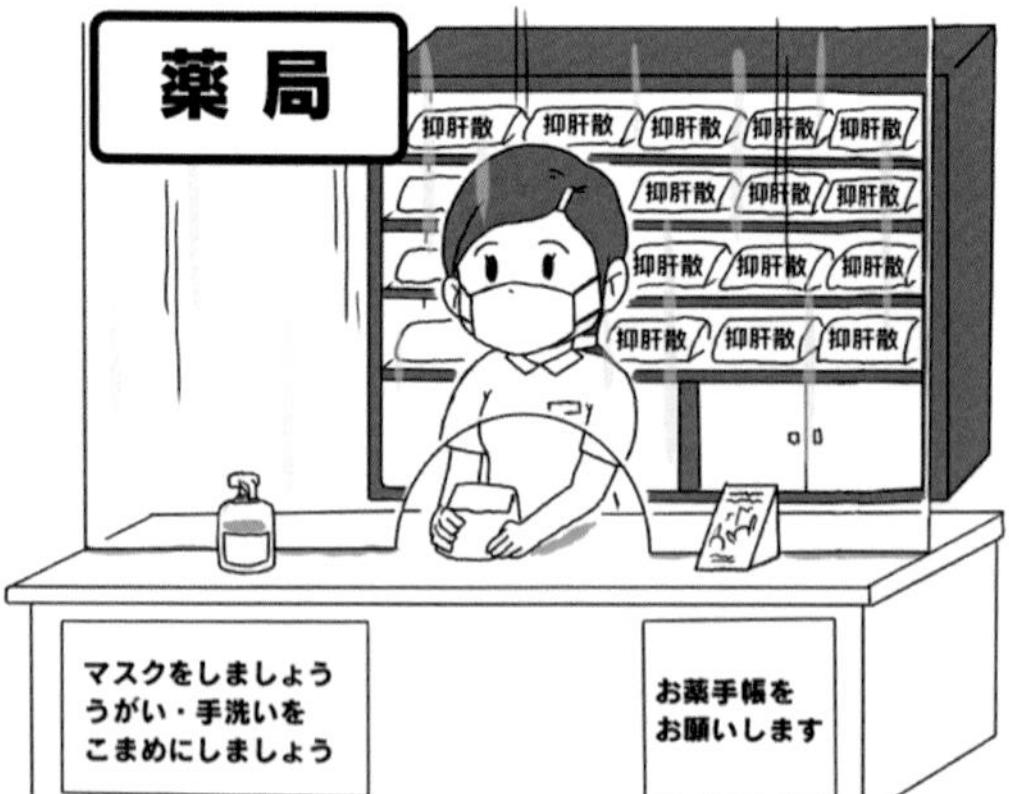
薬局
抑肝散
マスクをしましょう
うがい・手洗いを
こまめにしましょう
お薬手帳を
お願いします

中国紀元前5世紀の孫氏の兵法に「敵を知り、己を知れば、百戦して殆（あや）うからず」「彼を知らずして己を知れば1勝1敗す」「彼を知らず己を知らずば戦う毎に必ず殆（あや）うし」という言葉があります。敵だけでなく自分についても十分知っていれば負けることはない。相手のことを知らないが、自分のことはよく知っていれば1勝1敗だ。また、相手のことも自分のこともよく分かっていなければ、いつでも負けてしまうという意味です。

ナポレオンや武田信玄が参考にしていた言葉でもあります。その武田信玄にも「人は城、人は石垣、人は堀、情けは味方、仇は敵なり」という有名な言葉があります。

形だけの頑強な城を作るより、兵隊に情けを持ってあたり、愛情の絆を強くし、憎しみ合うことがなければそれが一番強いという意味です。

現在、日本だけでなく全世界がコロナが広がるのを防止しようとしています。しかしこれはコロナウイルスとの戦いであり、防衛や逃げてばかりでは勝てません。これからは COVID-19 に対して攻めの姿勢が必要です。

コロナが流行し始めた頃、外国では道路や壁を消毒していました。そこまでしても効果がないのではないかと思いましたが、今では自分たちの周りにいるウイルスを殺してしまうのが、ワクチンを待たずして一番の方法と考えられます。

たとえば、コロナは気温が25度以上だと2日で死ぬが、14度以下だと2週間以上も生きるといわれています。ですから家庭内感染を防ぐには、家の中の温度を十分高くしておかなければなりません。

また、空気が乾燥するとウイルスが長く空気中に浮遊することになりますので、湿度は50~60%に保たなければなりません。

床に落ちたウイルスは、上述したように掃除ではなく殺菌する必要があります。最近、ウイルスが変異したと言われています。それならば防衛が難しいので、ますますウイルスを徹底した殺菌で直接殺す作戦が必要です。

飲食業者が非常事態宣言で苦しんでいますが、会食でなく一人で食事をすれば感染は生じないはずです。

むしろ感染は、駅や電車やバス、その他の人が集まる公共機関に多い所でコロナウイルスが、感染源になっている可能性が高いと思います。

一番コロナウイルスが多いところは、飲食店よりむしろ電車やバスの公共の乗り物の床やつり革、駅やトイレなどにも多く存在しています。だから毎日毎晩徹底的に消毒しなければなりません。

翌朝学生や通勤客が来た時はコロナが死滅していなければなりません。多くの若い人が集まる駅や公共の場所は、毎晩殺菌しておかないと朝また多くの人々が感染することになるのです。

しかし、これらの場所で夜に床や車内を消毒しているところを見たことがありません。飲食店より、まずはするべきことをしなければなりません。

一方で個人面では、うがいでは取れない中咽頭や下咽頭、上部食道に付いたコロナウイルスを、私が「ドクトル熊井の間歇的飲水法」と言っている方法で、体内に侵入される前に胃という殺菌庫にウイルスを落とし、ウイルスを死滅させるという手もあります。

唾液中には(表12)のように、種々の殺菌作用のある物質がありウイルス、寄生虫には猛毒になります。また胃は蠕動運動で殺菌消毒を助けています。胃は貯蔵庫ではなく殺菌庫なのです(図57)。

また、ウイルスはマイナスイオンに帯電していますので、自分の身体に静電気をつけて、身体をプラスイオンに帯電させてはいけません。

元々人体の皮膚や髪はプラスイオンに帯電しやすいのです(図58)。

飛沫感染やエアロゾル感染よりも、ウイルスが静電気力で髪や肌についてきて感染している可能性も高いと思われます。プラスに帯電するものはウイルスを吸引する可能性があります。

表12　唾液の成分はこんなにある！

1. ムチン：食べ物をスムースに飲み込みやすくする
2. アミラーゼ：デンプンを消化分解する
3. スタテチン：歯を丈夫にする
4. アルブミン：口の中のうるおい成分、乾燥を防ぐ
5. IgA抗体：有害菌を抑制する
6. リゾチーム：細菌やウイルスを殺消する
7. ペルオキシダーゼ：有害物を酸化解毒する
8. ラクトフェリン：細菌の増殖を抑制する
9. ガスチン：味覚の働きを助ける
10. ロダン酸：胃液と混ざるとロダンカリとなり、強力な殺菌、殺ウイルス作用を発揮する

唾液のロダン酸の行方

ロダン酸は、胃の蠕動運動で胃液の主成分である塩酸（HCL）と化学反応を生じ、ロダンカリという猛毒になり胃の中の有害微生物を殺傷する

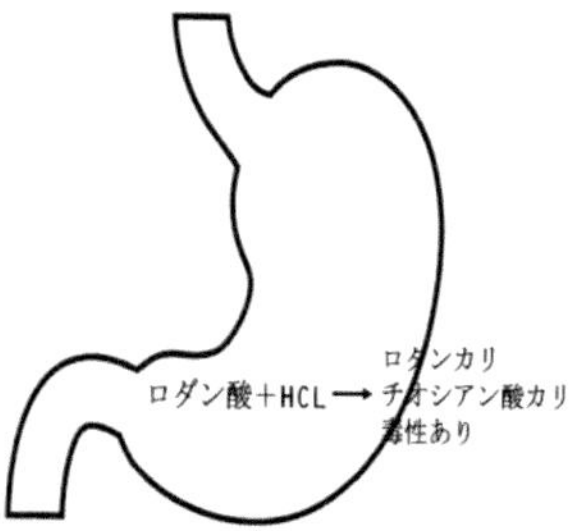
ロダン酸＋HCL → ロダンカリ
チオシアン酸カリ
毒性あり

図５７

四密の勧め（大切なのは帯電ウイルスの空気密）

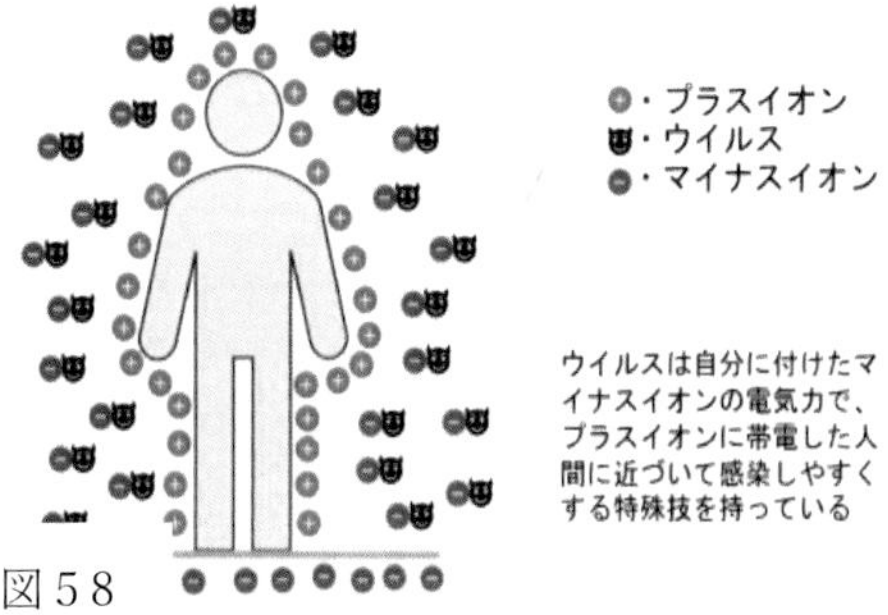
・プラスイオン
・ウイルス
・マイナスイオン
ウイルスは自分に付けたマイナスイオンの電気力で、プラスイオンに帯電した人間に近づいて感染しやすくする特殊技を持っている

図58

私たちの衣服においても帯電パターンが異なります。ウイルスを寄せ付けるプラスイオンに帯電する絹や毛を避け、綿や麻など自然素材の服がコロナの時期にはよいかもしれません（図５９）。

しかし、コロナを消滅させるという意味で、私達は逆にそれを利用して、イオンによる殺菌方法を開発すべきでしょう。いわゆるプラズマ空間です。マイクロ波でも効果があるかもしれません。

まだまだ沢山ありますが、このようにウイルスという敵に関する情報をよく知り、むしろこれからは攻撃的にウイルスを消滅させる方向性が大切です。

同じように家族感染を防ぐには、攻撃的に対応しなければなりません。共通の利用箇所である食卓やトイレとその床、もしくはドアノブなどは十分に殺

図５９　人体衣類素材等の帯電列

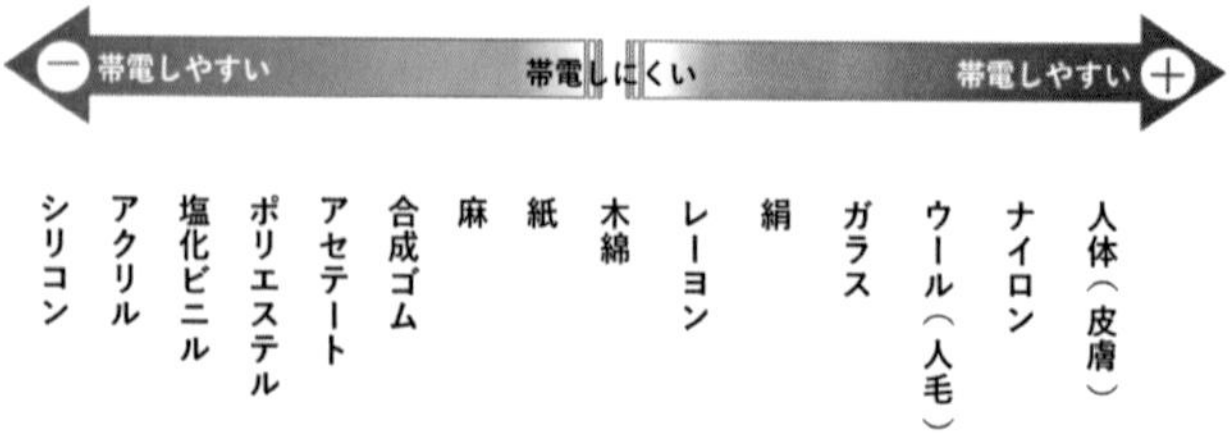

菌する必要があります。

将来は玄関内には紫外線照射器や、次亜塩素酸などによる空気殺菌器を取り付けるようにして、玄関でコロナウイルスを消去する方法も考えるべきでしょう。コロナウイルスに対する先制攻撃は最高の防衛でもあります。

とにかく家庭内では、あらゆる面で強迫的な殺菌消毒の繰り返しが、家庭内感染を防ぐ最高の方法なのです。家庭内に入ってきたウイルスを常に殺菌するように意識しておかなければ、家庭内感染は防げません。

第５４章　細胞の中のミトコンドリアの活躍

―ミトコンドリアは炎症をコントロールしている―

免疫には先述したように、自然免疫と獲得免疫があります。最近の研究ではミトコンドリアが、ウイルスの自然免疫に大いに関係があることが分かってきています（図６０）（図６１）。

元々私たちの細胞は、細胞の中に核が一つの真核細胞でありましたが、ミトコンドリアＤＮＡ（ｍｔＤＮＡ）が入り込んできて、共生状態になっています。ミトコンドリアＤＮＡは本丸のＤＮＡと協力関係があり、主に酸素と栄養を使って、ＡＴＰというエネルギー貨幣を生産しています。

このときに呼吸で得られた酸素の２％が活性酸素となり、ガン細胞を消滅させたり、感染による活性酸素に対抗する、身体の抗酸化力を、まるで毎日訓練しているように高めたりしています。

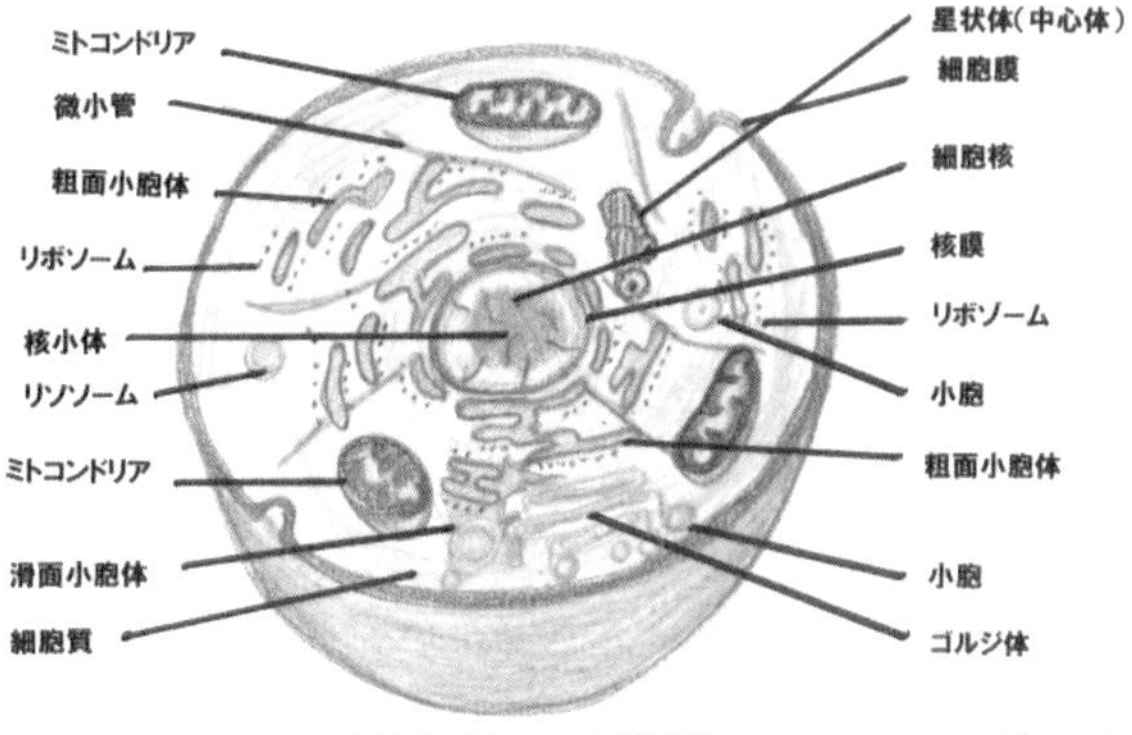
ミトコンドリア
微小管
粗面小胞体
リボソーム
核小体
リソソーム
ミトコンドリア
滑面小胞体
細胞質
星状体(中心体)
細胞膜
細胞核
核膜
リボソーム
小胞
粗面小胞体
小胞
ゴルジ体
細胞小器官(organelle)模式図

図６０

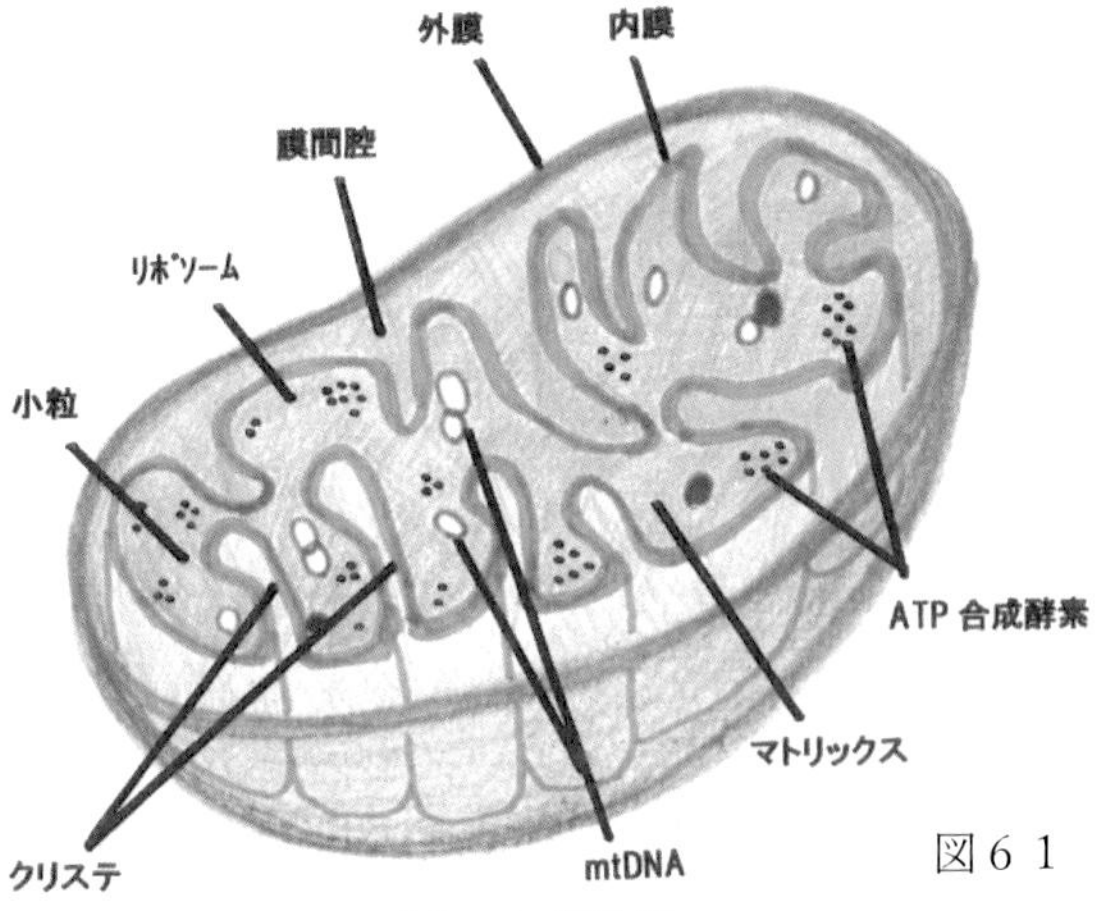
外膜
内膜
膜間腔
リボソーム
小粒
ATP 合成酵素
マトリックス
クリステ
mtDNA

図６１

ミトコンドリア

また、コロナウイルスのようなＲＮＡウイルスに対して、インターロイキン１やサイトカインを出して免疫を活性化しています。

ミトコンドリアの膜の上には、ウイルス感染を感知するＭＡＶＳという膜タンパクがあり、ウイルス感染を制御しています。ＭＡＶＳタンパクがミトコンドリアを増殖させて、本来の細胞核ＤＮＡに作用することでウイルス抑制物質を産生し、ウイルスを攻撃します。

しかし、逆に何らかの身体状況の悪化で、ミトコンドリアからできるエネルギー貨幣のＡＴＰの産生が落ちると、それをミトコンドリアの膜タンパクが感知してウイルスへの攻撃が抑制され、過剰な炎症を沈静化します。

心療内科医の私には専門外なので、よく分からず推量になってしまいますが、エネルギー代謝と免疫反応は、とても強い関係があると思われます。

すなわち、ミトコンドリアはウイルスの感染防御にも協力するし、免疫反応が過剰になって起こるサイトカインストームによる組織障害も防ごうとしているのです。自分のエネルギー産生力とその病勢を見ながら自己の免疫反応を調整していると思われます。

　くりかえしになりますが、家族に感染者が出た時や周囲の人がコロナになる前は、補中益気湯、十全大補湯、人参養栄湯などが効果的です。初期に食事が取れない時は六君子湯が良いでしょう。

　しかし、重症化し、サイトカインストームになりそうな時は、清熱解毒の漢方薬に切り変える方が良いでしょう。色々ありますが、荊芥連翹湯がその代表格となります。

　このように、家庭内感染を防ぐには、体質と病気のステージを考えて、自分もしくは家族のミトコンドリアは今どういう状況かを想像しながら、漢方薬を考えていくと良いかもしれません。いずれにせよ、漢方家族の考え方は大切です。

　ちなみに、ガンの漢方治療もコロナ感染症の治療と似たところがあります。最初は同じように気を高める補気剤、サイトカインが多くなり悪液質になったら清熱解毒の漢方薬を使うことがあるからです。

一方、コロナウイルス感染に対して早くワクチンが望まれるところですが、ミトコンドリアの活躍が今後明らかとなり、ミトコンドリアに作用するコロナ対抗薬も期待されます。

実際にワクチンももはや、米国ファイザーが開発しているmRNA（メッセンジャーRNA）ワクチンや、ベクターRNAのモデルナワクチンのように、舞台は私たちの60兆個ある体細胞の中になりつつあります。

とりわけ私たちの体細胞の中に、2千個から3千個あるといわれている（体重の10分の1）ミトコンドリアに、今後は当然注目が集まってくるでしょう。

私の体重からすれば、6キロの人体の発電所ミトコンドリアが、コロナウイルス感

【ミトコンドリアは体重の10分の1の重さがある】
（加齢によりミトコンドリアは少なくなる）

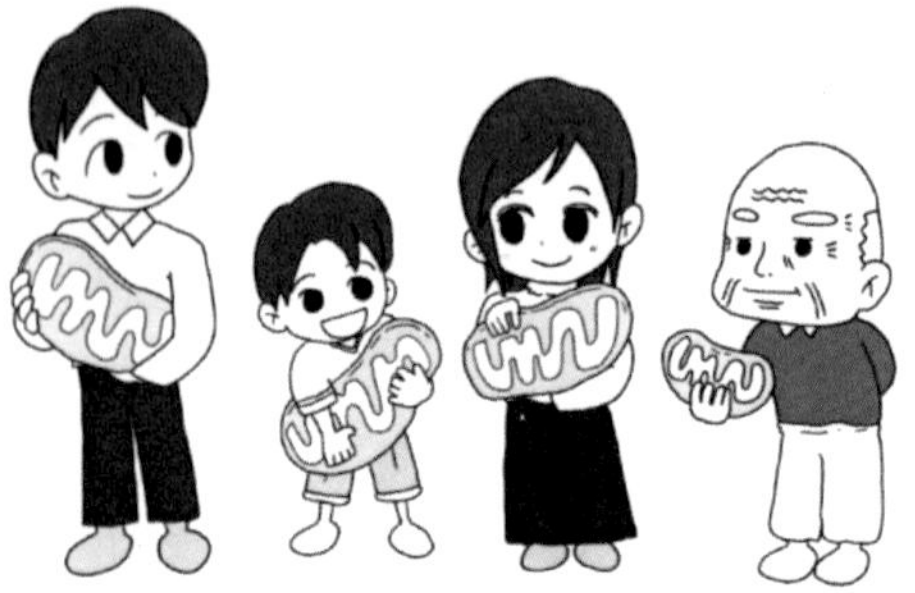

染という重大事に関わらないはずはありません。

森道伯は一貫堂（いっかんどう）のような解毒漢方で代表される日本漢方の治療法を継承しました。それは、その過剰な炎症反応すなわちサイトカインストーム治療に対するマクロ的な考え方と方法です。

ミトコンドリア世界のミクロの状態に合わせて、その処方が組み立てられているということが、日本漢方処方に過去現在未来の治療に通用する普遍的な力を感じます。

コロナ感染症に対して、このミトコンドリアを活性化しておくことが、コロナに対抗するためには重要と判断できます。ミトコンドリア活性法を（表１３）にまとめましたのでご参照下さい。

表１３　ミトコンドリアの強化方法

１．加速度が完結的な体操や運動をする（ミトコンドリアのサーキットトレーニング）
２．抗酸化物質をとる（電子を供給する）
３．炎症を取る漢方生薬を取る（ミトコンドリアの炎症を抑える機能を助ける）
４．マイナスイオンの空気を吸う
５．還元水を飲む（電子を与える。クレブス回路が活性化）
６．太極拳をする（ミトコンドリアが多い赤筋、遅筋を増やす）
７．早寝早起き（メラトニンはミトコンドリアの働きを助ける）
８．背筋を鍛える侍姿勢（剣道）
９．寒冷摩擦
１０．プチ断食（ミトコンドリアを増やすＰＣＧ－１アルファが増える）

第５５章　新型コロナのパンデミックが警告するもの

このように「己を知る」ということがコロナとの戦線にも大切なことが十分お分かり頂けたかと思います。しかし、もう一つ知らなければならないことがあります。それは、環境破壊における気候異常と環境汚染です。

私が小学生の時代にはまだ農薬も使われることがなく、特定化学物質などはほとんどなかったと思います。それが今や農薬が６００種類、特定化学物質は４万種類使われているとのことです。

これらの汚染では、ガンやアトピー、あるいは自己免疫疾患などが生じる可能性が高いと思われます。

汚染による環境ホルモンのことを、内分泌撹乱物質とも言いますが、これは免疫撹乱や神経作用もあることが分かっています。単球が化学物質の刺激で、免疫の王様であるマクロファージとなり、化学物質を貪食するとリンパ球などに誤った免疫情報を与えます。

これらは、結果的に身体に無意味な炎症を生じさせ、免疫細胞を疲弊させせます。こんな時にコロナなどの炎症を起こしやすいウイルスに感染すると、サイトカイン病で重篤になることは容易に想像できます。

手が農薬や重金属で汚れれば、手を水で洗います。それでは、食物中の有害物などで身体の中が汚染されたらどうしたら良いでしょうか。それは、水を飲んで身体をデトックスしたら良いのです。

1日に飲む水は2~3リットルは必要です。唾液は1．5~リットル、胃液は2リットル、胆汁液や膵液入れた腸液は3~4リットルも出ています。水分は汗や大小便で出るだけでなく、身体をめぐりまわって、その機能に重要な働きをしているのです。

まさに、私たちの健康は飲水の量と質次第です。水にも酸化や還元のエネルギーの大小があり、人体の5~6キロのミトコンドリアの機能と健康に大いに寄与しています。もちろんコロナ感染症においても、個人が飲用している水の良し悪しが大いに関係していると思います。

アトピー性皮膚炎やガンなどは、質の悪い水による免疫撹乱状態から生じるといっても過言ではありません。

ところが、そのデトックスに使うべき水そのものが汚染されてきているのです。これでは身体は汚染されるばかりです。大地の水からは「水」、大気からは「気」、大地から取れる食料は「血」です。漢方でいう気・血・水が正常でなければ、私達の肉体は健康を維持できません。

地球の汚染や温暖化による気候異常は生態系も狂わせて、どんなウイルスが出てくるか分かりません。たとえ新型コロナウイルスが解決しても、また新たなるウイルスに振り回されることになります。

また、自分の免疫力だけでなくメンタル面でも、ストレスで心身が弱ることは避けなければなりません。これがもっとも免疫力を落とす原因にもなります。経済も大切ですが、精神的な安定はとても重要です。

ですから、パンデミックの非常時には、自分や家族を大切にするだけでなく、周りに対しても思いやりや愛情を持って対応することが、パンデミックを抜け出す近道になるでしょう。

皆で補い合い、助け合いながらコロナと戦えば、パンデミックを克服し、また平和な活気のある時代が来るでしょう。パンデミックとなって見えないコロナウイルスに対する不安や恐怖、そして怒りが人間同士お互いを攻撃することに転嫁されるようなことは決してあってはいけません。

陰極まりて陽に転ずるという陰陽の法則があります。困難な道でも、全ての人が正しい情報の元で、環境汚染の対策も含めて正しい行動を取りながら、1歩1歩やるべき事を行っていけば、地球の試練は終わり、人類の幸福の扉は開かれるでしょう。

おわりに

２０２０年の年内に出版したかったのですが、コロナメンタル疾患が多く、夜は患者関係の書類書きに追われ、本書きに勤しむ時間がありませんでした。毎日少しずつ書いたので、流れが悪くなり行き当たりばったりの原稿になってしまいました。

私は、現在いわれているパンデミックの第2波は観光振興策「ＧＯＴＯキャンペーン」が２０２０年7月２２日に始まった影響が大きいと考えています。すなわち、第2波は人為的なもので、本来はまだ第1波のはずではないかと考えます。

冬場にコロナが再燃することは、スペイン風邪を参考にすることができます。冬場の第2波でスペイン風邪は大量の死者が出ました。米国もヨーロッパに多数兵隊を送ったために第2波となり冬にかけて死者が続出しました。

日本ではスペイン風邪の第2波の大流行を受け、冬場の第1波から多数の感染者死亡者を出しました。

そして、第2波は対策も進み感染者は少なかったのですが、ウイルスの変異のためでしょうか、死亡率が4倍以上になっています。

このように、第2波というのは冬場の大流行か、ウイルス変異による感染の増加と死亡率の増加があって、パンデミックの第2波というべきかと思います。

いずれにせよ、既にイギリスで変異種が出ていますので、これから色々出てくると思われるコロナウイルスの変異種を、日本は水際でキッチリと押さえるべきでしょう。

日本人の新型コロナウイルス感染症に対する知識は増加していますが、第2波、第3波に対しても、今後も防衛し且つ戦っていくことが必要です。

腸内細菌と免疫の関係などまだ色々と述べたいことがありましたが、何かまた機会がありましたらブログやＦａｃｅｂｏｏｋなどで言及したいと思います。

私も、本書きが終わりましたので、もう夜更かしは辞めて、睡眠不足とストレス、過労は避けたいと思います。皆様も健康に留意され、自分とその大切な家族を護って下さい。それがパンデミックを防ぐ一番の方法となるでしょう。

執筆にあたって、妻や次女、竹内萌嬢、藤井信也君の入念なサポート及び貴重な写真を提供して頂いた林吉夫博士に感謝致します。

また、スペイン風邪を乗り越え、長く私を見守り続けてくれた今は病床に有る105才の母に感謝して本書を捧げます。

令和2年12月31日

熊井三治

コロナ旋風と漢方家族

令和3年3月2日　第1版第1冊発行

著者　熊井三治

発行者　鞍手総合医学社
郵便番号　807-1306
住所　福岡県鞍手郡鞍手町古門1048番地
電話　0949-42-2360
ファックス　0949-42-2374
印刷　スピード印刷工房
イラスト・表紙　山口智史
Printed in japan 2021

ISBN978-4-904859-02-5　C0047

書籍案内

誰もが分かる心療内科と精神科のお話し

― 身近な事例に学ぶメンタルヘルス ―

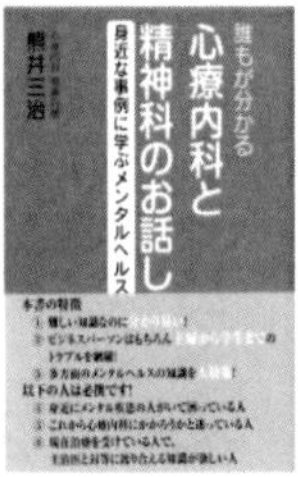

体裁：四六版　税込価格：1，260円
ページ数　160
ISBN　978-4-904859-01-8　C0047

鞍手総合医学社　福岡県鞍手郡鞍手町古門1048番地
Tel:0949-42-2360　Fax:　0949-42-2374
URL:http://www.kurate.co.jp/
Email:info@kurate.co.jp
著者　熊井三治

目次